中華文化促進會主持編纂

國家"十一五"重點圖書出版規劃項目

中國社會科學院哲學社會科學創新工程學術出版資助項目

出品人 王石 段先念

今注本二十四史

南史

一三

傳〔一〇〕

唐 李延壽 撰

趙凱 汪福寶 周群 主持校注

中国社会科学出版社

南史　卷五六

列傳第四十六

張弘策 子緬 纘 綰　庾域 子子輿　鄭紹叔
呂僧珍　樂藹 子法才

張弘策字真簡，[1]范陽方城人，[2]梁文獻皇后之從父弟也。[3]父安之，青州主簿、南蠻行參軍。[4]

[1]張弘策：《梁書》卷一一有傳。

[2]范陽：郡名。治涿縣，在今河北涿州市。　方城：縣名。治所在今河北固安縣西南。

[3]梁文獻皇后：張尚柔。梁武帝生母。本書卷一二、《梁書》卷七有傳。

[4]青州：州名。按，此青州當爲南朝僑置。東晋、南朝有兩青州：東晋成帝咸和中僑置青州於廣陵縣，在今江蘇揚州市西北蜀岡上。不過其於南朝宋初併入南兗州，可排除。另有青州，是南朝宋明帝泰始中與冀州合僑置於鬱洲，在今江蘇連雲港市東雲臺山一帶。梁侯景亂後地入東魏，改置海州，此處所指當即此青州。　主簿：官名。各級主官屬下掌管文書的佐吏。其品秩隨府主地位高下

而異。　南蠻：官名。此處指護南蠻校尉。主管荆、江二州少數民族事務，其職多由地位較高的將軍兼領，且多兼任荆州刺史或都督周圍數州諸軍事。宋四品。梁隨府主號輕重而不爲定。

弘策幼以孝聞，母嘗有疾，五日不食，弘策亦不食。母彊爲進粥，弘策乃食母所餘。遭母憂，[1]三年不食鹽菜，幾至滅性。[2]兄弟友愛，不忍暫離。雖各有室，常同卧起，世比之姜肱兄弟。[3]

[1]母憂：母親的喪事。

[2]滅性：因喪親過哀而毁滅生命。《禮記·喪服四制》云："毁不滅性，不以死傷生也。"

[3]姜肱：字伯淮，彭城廣戚（今江蘇沛縣）人。《後漢書》卷五三《姜肱傳》云："肱與二弟仲海、季江，俱以孝行著聞。其友愛天至，常共卧起。及各娶妻，兄弟相戀，不能别寢，以係嗣當立，乃遞往就室……肱嘗與季江謁郡，夜於道遇盗，欲殺之。肱兄弟更相争死，賊遂兩釋焉，但掠奪衣資而已。既至郡中，見肱無衣服，怪問其故，肱託以它辭，終不言盗。盗聞而感悔，後乃就精廬，求見徵君。肱與相見，皆叩頭謝罪，而還所略物。肱不受，勞以酒食而遣之。"後常以其兄弟之事以喻兄弟之情深。

弘策與梁武帝年相輩，[1]幼見親狎，[2]恒隨帝游處。[3]每入室，常覺有雲氣，體輒肅然，[4]弘策由此特加敬異。[5]建武末，[6]與兄弘胄從武帝宿，[7]酒酣，移席星下，語及時事。帝曰："天下方亂，舅知之乎？冬下魏軍方動，[8]則亡漢北。[9]王敬則猜嫌已久，[10]當乘間而作。"[11]弘策曰："敬則張兩赤眼，[12]容能立事？"帝曰：

“敬則庸才，爲天下唱先爾。主上運作盡於來年，[13]國權當歸江、劉。[14]而江甚隘，劉又闇弱，都下當大亂，[15]死人如亂麻。齊之歷數自兹亡矣。梁、楚、漢當有英雄興。”弘策曰：“瞻烏爰止，于誰之屋？”[16]帝笑曰：“光武所云，[17]‘安知非僕’。”弘策起曰：“今夜之言，是天意也，請定君臣之分。”帝曰：“舅欲斆鄧晨乎？”[18]

[1]梁武帝：蕭衍。南朝梁開國皇帝。本書卷六、卷七，《梁書》卷一至卷三有紀。

[2]親狎：親近而不莊重。

[3]游處：交游，來往。

[4]肅然：十分恭敬的樣子。

[5]敬異：敬重，推崇。

[6]建武：南朝齊明帝蕭鸞年號（494—498）。

[7]弘胄：張弘胄。《梁書》《南史》無傳。《梁書》卷一一《張弘策傳》僅載“弘策從高祖宿”，並未語及弘胄，弘胄的史料僅此一見。又觀梁武帝與張弘策語，《梁書·張弘策傳》與本傳語句差異較大，當是因李大師、李延壽所獲史料來源與姚察、姚思廉父子不同的緣故。

[8]魏：北魏。南北朝時期，由拓跋鮮卑建立的北方政權，也是北朝的第一個王朝。

[9]漢北：漢江之北。

[10]王敬則：本名王恒。字敬則，臨淮射陽（今江蘇寶應縣）人，僑居晋陵南沙（今江蘇常熟市）。本書卷四五、《南齊書》卷二六有傳。　猜嫌：猜忌嫌怨。

[11]乘間：利用機會。

[12]赤眼：紅眼。《秘傳證治要訣》卷一〇：“赤眼有數種：氣

毒赤者，熱壅赤者，有時眼赤者，無非血壅肝經所致。”

［13］主上：此處指齊明帝蕭鸞。字景栖，小字玄度，南蘭陵蘭陵（今江蘇常州市武進區）人。本書卷五、《南齊書》卷六有紀。　運作：汲古閣本、殿本、百衲本作“運祚”。按，底本誤。

［14］江：指江祏。字弘業，濟陽考城（今河南民權縣）人。本書卷四七、《南齊書》卷四二有傳。　劉：指劉暄。字士穆，彭城（今江蘇徐州市）人。事見本書《南齊書》之《江祏傳》。

［15］都下：首都、京城。此處代指建康。

［16］瞻烏爰止，于誰之屋：出自《詩・小雅・正月》：“哀我人斯，于何從禄？瞻烏爰止，于誰之屋？”毛傳：“富人之屋烏所集也。”鄭玄箋：“視烏集於富人之室，以言今民亦當求明君而歸之。”

［17］光武：光武帝劉秀。東漢開國皇帝。《後漢書》卷一有紀。

［18］斆：殿本同，汲古閣本作“學”。　鄧晨：字偉卿，南陽新野（今河南新野縣）人。東漢開國元勳。《後漢書》卷一五有傳。

是冬，魏軍攻新野，[1]齊明帝密詔武帝代曹武監雍州事。[2]弘策聞之心喜，謂帝曰：“夜中言當驗。”帝笑曰：“且勿多言。”弘策從帝西行，仍參帷幄，[3]身親勞役，不憚辛苦。[4]齊明帝崩，遺詔以帝爲雍州刺史，乃表弘策爲録事參軍，[5]帶襄陽令。[6]帝觀海内方亂，有匡濟之心，[7]密爲儲備。謀猷所及，[8]唯弘策而已。

［1］新野：郡名。治新野縣，在今河南新野縣。南朝宋、齊間多有興廢改易。齊東昏侯永泰元年（498），新野郡屬北魏。

［2］代：殿本同，汲古閣本作“伐”。《梁書》卷一一《張弘策傳》亦作“代”。　雍州：州名。治襄陽縣，在今湖北襄陽市。

[3]帷幄：古時軍隊裏用的帳幕。此處借指參與軍機決策。

[4]憚：畏難，畏懼。

[5]録事參軍：官名。亦稱録事參軍事。宋七品。齊官品不詳。

[6]襄陽：縣名。治所在今湖北襄陽市。

[7]匡濟：匡時濟世的略語。即挽救艱難時勢，救助當今人世。

[8]謀猷：計謀，謀略。

時帝長兄懿罷益州還，[1]爲西中郎長史、行郢州事。[2]帝使弘策到郢，陳計於懿曰："昔晋惠庸主，[3]諸王争權，[4]遂内難九興，外寇三作。方今喪亂有甚於此，[5]六貴争權，[6]人握王憲，[7]制主畫敕，[8]各欲專成。且嗣主在宫本無令譽，[9]媟近左右，[10]蜂目忍人。[11]一居萬機，[12]恣其所欲，[13]豈肯虚坐主諾，[14]委政朝臣。積相嫌貳，[15]必大誅戮。始安欲爲趙倫，[16]形迹已露，蹇人上天，[17]信無此理。且性甚猜狹，徒取禍機，所可當軸，[18]江、劉而已。祏怯而無斷，暄弱而不才，[19]折鼎覆餗，[20]跂踵可待。[21]蕭坦胷懷猜忌，[22]動言相傷。徐孝嗣才非柱石，[23]聽人穿鼻。[24]若隙開釁起，[25]必中外土崩。今得外藩，幸圖身計。及今猜防未生，宜召諸弟，以時聚集。郢州控帶荆、湘，西注漢、沔。雍州士馬，呼吸數萬。時安則竭誠本朝，時亂則爲國翦暴，如不早圖，悔無及也。"懿聞之變色，心未之許。

[1]懿：蕭懿。字元達。梁武帝兄。本書卷五一有傳，《梁書》卷二三有附傳。

[2]西中郎：官名。即西中郎將。東、西、南、北四中郎將之

一，爲統兵將領和鎮守方面的大員。南朝多以宗室諸王擔任，地位頗高。梁武帝天監七年（508）革選，以鎮兵、翊師、宣惠、宣毅爲十七班，代東、西、南、北四中郎將。普通六年（525）並置，同班。　郢州：州名。治夏口城，在今湖北武漢市武昌區。

[3]晋惠：晋惠帝。字正度，河内温（今河南温縣）人。《晋書》卷四有紀。

[4]諸王争權：西晋中後期皇族爲争奪中央政權而引發的“八王之亂”。八王（汝南王司馬亮、楚王司馬瑋、趙王司馬倫、齊王司馬冏、長沙王司馬乂、成都王司馬穎、河間王司馬顒、東海王司馬越）爲主要參與者。

[5]喪亂：死亡禍亂等事。

[6]六貴：南朝齊東昏侯所寵信的六位臣子：蕭遥光、蕭坦之、徐孝嗣、劉暄、江祏、江祀。《南齊書》卷四二《江祏傳》云：“永元元年，領太子詹事。劉暄遷散騎常侍，右衛將軍。祏兄弟與暄及始安王遥光、尚書令徐孝嗣、領軍蕭坦之六人，更日帖敕，時呼爲‘六貴’。”

[7]王憲：猶王法，國法。

[8]畫敕：畫押。

[9]嗣主：繼位的君王。指齊東昏侯。

[10]媟近：指狎昵親近的小人。

[11]蜂目忍人：出自《左傳》文公元年云：“蠭目而豺聲，忍人也。”杜預注云：“能忍行不義。”意思是眼睛像蜂，聲音像豺。形容人相貌凶惡，聲音可怕。

[12]萬機：出自《尚書·皋陶謨》，當政者處理的各種重要事務。

[13]諮：殿本同，汲古閣本作“咨”。

[14]主諾：地方長官對下屬意見簽署表示同意，稱爲“主諾”。

[15]嫌貳：猜疑，猜忌。

［16］始安欲爲趙倫：因江祏、江祀圖謀擁立始安王蕭遥光爲帝，被告發，齊東昏侯殺死二江，蕭遥光舉兵作亂，兵敗被殺，故有此語。始安，始安王蕭遥光。字元暉。齊明帝的侄子。本書卷四一有傳，《南齊書》卷四五有附傳。趙倫，西晋趙王司馬倫。字子彝，河内温（今河南温縣）人。西晋宗室、大臣，晋宣帝司馬懿第九子，晋景帝司馬師、晋文帝司馬昭幼弟。“八王之亂”的參與者之一。《晋書》卷五九有傳。

［17］蹇人上天：典見《後漢書·五行志一》:“王莽末，天水童謡曰:‘出吴門，望緹群。見一蹇人，言欲上天。令天可上，地上安得民!’時隗囂初起兵於天水，後意稍廣，欲爲天子，遂破滅。囂少病蹇。吴門，冀郭門名也。緹群，山名也。”蹇人，跛足的人，瘸子。

［18］當軸：喻官居要職。

［19］才：殿本同，汲古閣本作“材”。

［20］折鼎覆餗：典出《易·鼎》:“鼎折足，覆公餗。”比喻力不能勝任，必至敗事。餗，鼎内食物。

［21］跂踵可待：比喻很快即可實現。

［22］蕭坦：蕭坦之。字君平，南蘭陵蘭陵（今江蘇常州市武進區）人，齊高帝族人。本書卷四一、《南齊書》卷四二有傳。

［23］徐孝嗣：字始昌，小字遺奴，東海郯（今山東郯城縣）人。本書卷一五有附傳，《南齊書》卷四四有傳。

［24］聽人穿鼻：比喻聽憑别人擺布。《資治通鑑》卷一四二《齊紀八》東昏侯永元元年八月胡三省注:“言如牛然，聽人穿鼻而受制於人。”

［25］釁起：義爲挑起事端。

及懿遇禍，[1]帝將起兵，夜召弘策、吕僧珍入定議，旦乃發兵。以弘策爲輔國將軍、主，[2]領萬人督後部事。

及郢城平，蕭穎達、楊公則諸將皆欲頓軍夏口，[3]帝以爲宜乘勝長驅，直指建鄴，[4]弘策與帝意合。又訪寧朔將軍庾域，[5]域又同。即日上道，凡磯浦、村落，[6]軍行宿次，立頓處所，弘策預爲圖，皆在目中。城平，帝遣弘策與吕僧珍先往清宫，封檢府庫。于時城内珍寶委積，弘策申勒部曲，[7]秋毫無犯。[8]遷衛尉卿，[9]加給事中。[10]天監初，[11]加散騎常侍，[12]封洮陽縣侯。[13]弘策盡忠奉上，知無不爲，交友故舊，隨才薦拔，縉紳皆趨焉。[14]

[1]懿遇禍：蕭懿曾南鄭抗元英，平叛裴叔業、崔慧景之亂，因功加封尚書令、都督征討水陸諸軍事。茹法珍向正在猜忌蕭懿的齊東昏侯誣告蕭懿謀反，蕭懿被賜死。

[2]輔國將軍：官名。將軍名號。宋明帝泰始五年（469）改名輔師將軍，後廢帝元徽二年（474）復舊。宋三品。齊爲小號將軍。　主：中華本校勘記據《梁書》補作“軍主”。可從。

[3]蕭穎達：蕭赤介子。本書卷四一有附傳，《梁書》卷一〇有傳。　楊公則：字君翼，天水西縣（今甘肅天水市）人。本書卷五五、《梁書》卷一〇有傳。

[4]建鄴：又稱“建康”，今江蘇南京市。東吴、東晋、南朝宋、齊、梁、陳六代京師之地。西晋建興元年，因避愍帝司馬鄴諱，改爲建康。《太平寰宇記》卷九〇《江南東道二・昇州》引《金陵記》云：“梁都之時，城中二十八萬餘户。西至石頭城，東至倪塘，南至石子岡，北過蔣山，東西南北各四十里。”該城相關邊界考證，參見張學鋒《南朝建康的都城空間與葬地》（《中華文史論叢》2019年第3期）。

[5]寧朔將軍：官名。將軍名號。晋、宋四品。齊官品不詳。

[6]磯浦：磯指水邊突出的巖石或石灘，浦本爲入江支流之稱，表示水邊或河流入海的地區。

[7]申勒：明令約束。　部曲：此處代指軍隊。是否爲私人軍隊有待考察。

[8]秋毫無犯：形容軍隊紀律嚴明，絲毫不侵犯百姓利益。

[9]衛尉卿：官名。魏晋常作爲衛尉的尊稱。南朝梁正式定爲官稱，位列十二卿。掌宫門宿衛屯兵，巡行宫外，糾察不法，管理武庫器械，領武庫、公車司馬令。齊官品不詳。梁十二班。

[10]給事中：官名。常侍皇帝左右，備顧問應對。齊官品不詳。梁四班。

[11]天監：南朝梁武帝蕭衍年號（502—519）。

[12]散騎常侍：三國魏文帝黄初初年置散騎，合於中常侍，謂之散騎常侍。南朝宋以後，以掌侍從左右及圖書文翰爲主，地位低於前代。員四人，三品。梁初三品，後爲十二班。

[13]洮陽：縣名。治所在今廣西全州縣西北。

[14]縉紳：指士大夫。縉，同"搢"，插；紳，束腰的大帶。古之仕者，插笏（朝會時官宦所執的手板，有事就寫在上面，以備遺忘）於帶，故稱士大夫爲縉紳或搢紳。

時東昏餘黨孫文明等初逢赦令，[1]多未自安。文明又嘗夢乘馬至雲龍門，[2]心惑其夢，遂作亂。帥數百人，因運荻炬束仗，[3]得入南、北掖門，[4]至夜燒神獸門、總章觀，[5]入衛尉府，弘策踰垣匿于龍厩，[6]遇賊見害。賊又進燒尚書省及閣道雲龍門，[7]前軍司馬吕僧珍直殿省，[8]帥羽林兵邀擊不能却。[9]上戎服御前殿，謂僧珍曰："賊夜來是衆少，曉則走矣。"命打五鼓。賊謂已曉，乃散，官軍捕文明斬于東市，[10]張氏親屬臠食之。[11]帝哭之慟，[12]曰："痛哉衛尉！天下事當復與誰論？"詔贈車騎將軍，[13]謚曰閔侯。[14]

[1]東昏：齊東昏侯蕭寶卷（亦作齊廢帝）。字智藏，本名明賢。本書卷五、《南齊書》卷七有紀。　赦令：君主發布減免罪刑或賦役命令。

[2]雲龍門：建康宫城門名。宋人周應合《景定建康志》卷二〇《城闕志一・門闕》引《宫苑記》云："建康宫城内有兩重宫牆……東面正中曰雲龍門。"

[3]荻炬：以荻爲主要原料製作成的火炬。荻，多年生草本植物，形狀像蘆葦，生長在水邊。莖是造紙和製人造纖維的原料，也用來編席。

[4]南、北掖門：建康宫城門名。宋人周應合《景定建康志・城闕志一・門闕》引《宫苑記》云："晋成帝修新宫，南面開四門……次東曰南掖門，宋改閶闔門，陳改端門。"北掖門原爲承明門，是宫城北門，南朝齊因避高帝父蕭承之諱，改爲北掖門。

[5]神獸門：建康宫城門名。即神虎門，因唐人避高祖李淵祖父李虎諱改。與東面雲龍門東西相對。　總章觀：建康宫殿名。

[6]龍厩：御用馬厩。

[7]進：殿本同，汲古閣本作"遣"。　尚書省：官僚署名。南朝梁得名，前身爲"尚書臺"。由漢代皇帝的秘書機關尚書臺發展而來，是魏晋至宋的中央最高政令機構，爲中央政府最高權力機構之一。

[8]前軍司馬：官名。即前軍將軍府司馬。前軍將軍，四軍將軍之一。東晋罷，南朝宋復置，掌宫禁宿衛。宋明帝泰始後，多以軍功得官，無復員限。梁武帝天監七年（508）定爲九班。將軍府置司馬一人，位次將軍，掌本府軍事。

[9]羽林兵：禁衛軍代稱。西漢武帝時選拔隴西、天水、安定、

北地、上郡、西河等六郡之良家子，守衛建章宫，初稱爲建章營騎，後改稱羽林騎，其意爲國羽翼，如林之盛。隸屬光禄勳，爲皇帝之護衛。東漢稱爲羽林郎。後代禁衛軍亦常有羽林之名。　邀擊：在敵人行進中途加以攻擊。

［10］東市：刑場。漢代在長安東市處决死刑犯，後來泛稱刑場。

［11］臠：切成小片的肉。

［12］慟：極度悲哀，大哭。

［13］車騎將軍：官名。將軍名號。梁二十四班。

［14］閔：謚號。慈仁不壽曰閔。

弘策爲人寬厚通率，篤舊故。及居隆重，不以貴地自高，[1]故人賓客接之如布衣，[2]禄賜皆散之親友。及遇害，莫不痛惜焉。子緬嗣。

［1］貴：殿本同。汲古閣本作“責”，當是形近而訛。

［2］故人賓客接之如布衣：《梁書》卷一一《張弘策傳》、《册府元龜》卷八〇六“布衣”下有“時”字。

緬字元長，[1]年數歲，外祖中山劉仲德異之曰：[2]“此兒非常器，非止爲張氏寶，方爲海内令名也。”齊永元末兵起，[3]弘策從武帝向都，留緬襄陽，年始十歲，每聞軍有勝負，憂喜形於顔色。及弘策遇害，緬喪過于禮，武帝每遣喻之。服闋，[4]襲封洮陽縣侯。起家秘書郎，[5]出爲淮南太守。[6]時年十八，武帝疑其年少，未閑吏事，[7]遣主書封取郡曹文案，[8]見其斷决允愜，[9]甚稱賞之。再遷雲麾外兵參軍。[10]

[1]緬：張緬。《梁書》卷三四有傳。

[2]中山：郡名。治盧奴縣，在今河北定州市。

[3]永元：南朝齊東昏侯蕭寶卷年號（499—501）。

[4]服闋：守喪期滿除服。

[5]秘書郎：官名。掌典籍。梁二班。

[6]淮南：郡名。寄治于湖縣，在今安徽當塗縣。　太守：官名。郡最高行政長官。三國至南北朝，多加將軍、校尉等名號，兼領軍民。

[7]閑：通“嫻”。嫻熟。

[8]主書：官名。此處當爲主書令史的省稱。掌文書，位在正、書令史之上。宋八品。梁初九品。　郡曹：官署名。漢朝始設，爲地方官府職事機構，職掌選舉，兼參諸曹事務。郡稱功曹。南朝宋以後，爲將軍府諸曹之一，長官爲參軍事。

[9]允愜：妥貼，適當。

[10]雲麾：官名。將軍名號。雲麾將軍的省稱。南朝梁武帝天監七年（508）置，十八班。　外兵參軍：官名。亦稱外兵參軍事。兩晋南北朝諸公、軍府僚屬。掌本府外兵曹事務，兼備參謀咨詢。其品位隨府主地位高低不等。

緬少勤學，自課讀書，手不輟卷。有質疑者，隨問便對，略無遺失。殿中郎缺，[1]帝謂徐勉曰：[2]“此曹舊用文學，且鴈行之首，[3]宜詳擇其人。”勉舉緬充選。頃之，爲武陵太守，[4]還拜太子洗馬、中舍人。[5]緬母劉氏以父没家貧，葬禮有闕，遂終身不居正室，不隨子入官府。緬在郡所得俸禄不敢用，至乃妻子不易衣裳，及還都，並供之母振遺親屬。[6]雖累載所蓄，一朝隨盡，緬私室常闃然如貧素者。[7]

[1]殿中郎：官名。殿中郎將的省稱。魏晋南北朝皆置，爲尚書省殿中曹長官通稱。亦稱殿中郎中。資深者可轉侍郎。多用文學之士。梁侍郎六班，郎中五班。

[2]徐勉：字脩仁，東海郯（今山東郯城縣）人。本書卷六〇、《梁書》卷二五有傳。

[3]鴈行：朝廷上的排班。

[4]武陵：郡名。治臨沅縣，在今湖南常德市。

[5]太子洗馬：官名。東宫屬官。“洗”亦作“先”。先馬，即前驅。掌賓贊受事，太子出行則爲前導。梁置八員，六班，隸詹事所轄典經局。　中舍人：官名。東宫屬官。太子中舍人省稱。梁四員，八班。

[6]振：通“賑”。救濟。

[7]闃（qù）然：形容空無所有的樣子。

累遷豫章内史。[1]緬爲政任恩惠，不設鉤距，[2]吏人化其德，亦不敢欺。故老咸云“數十年未有也”。

[1]豫章：郡名。治南昌縣，在今江西南昌市。　内史：官名。掌民政。

[2]鉤距：輾轉推問，究得情實。由此衍生出的“鉤距法”是一種偵察和審訊方法。《漢書》卷七六《趙廣漢傳》：“（廣漢）尤善爲鉤距，以得事情。鉤距者，設欲知馬賈，則先問狗，已問羊，又問牛，然後及馬，參伍其賈，以類相準，則知馬之貴賤不失實矣。”顏師古注引晋灼曰：“鉤，致；距，閉也。使對者無疑，若不問而自知，衆莫覺所由以閉，其術爲距也。”

後爲御史中丞，[1]坐收捕人與外國使鬬，[2]左降黄門，[3]兼領先職，俄復舊任。緬居憲司，[4]推繩無所顧望，[5]號爲勁直。武帝乃遣圖其形於臺省，[6]以勵當官。遷侍中，[7]未拜卒，詔便舉哀。昭明太子亦往臨哭。[8]

[1]御史中丞：官名。御史臺長官。掌督察百官，奏劾不法。南朝亦稱南司。梁十一班。

[2]坐：由……而獲罪。

[3]左降：貶官。　黄門：官名。即黄門侍郎。門下省次官。與侍中俱掌門下衆事，侍從左右，顧問應對。出入禁中，職任顯貴。

[4]憲司：魏晋以來御史的别稱。

[5]推繩：審問處治。

[6]臺省：尚書臺與中書省，代指代表皇帝發布政令的中樞機關。

[7]侍中：官名。侍中省長官。掌奏事，直侍左右，應對獻替。梁十三班。

[8]昭明太子：蕭統。字德施，小字維摩，梁武帝長子。梁武帝中大通三年（531）卒，謚號昭明。本書卷五三、《梁書》卷八有傳。

緬抄《後漢》《晋書》抄三十卷，[1]又抄《江左集》未及成，文集五卷。[2]緬弟纘。

[1]緬抄《後漢》《晋書》抄三十卷：此處本書多有删削修改，致句意不明。《梁書》卷三四《張緬傳》則較此爲詳："緬性愛墳籍，聚書至萬餘卷。抄《後漢》《晋書》衆家異同，爲《後漢紀》四十卷，《晋抄》三十卷。"中華書局點校本校勘記亦指出："'衆家異同爲後漢紀四十卷晋'十二字各本並脱，據《梁書》增補，從李慈銘《南史札記》説。"

[2]五：汲古閣本同，殿本作“三”。《梁書·張緬傳》作“五”。

纘字伯緒，[1]出繼從伯弘籍。[2]武帝舅也。梁初贈廷尉卿。[3]纘年十一，尚武帝第四女富陽公主，[4]拜駙馬都尉，[5]封利亭侯。[6]召補國子生。[7]起家秘書郎，時年十七，身長七尺四寸，眉目疏朗，神采爽發。武帝異之，嘗曰：“張壯武云‘後八世有逮吾者’，[8]其此子乎。”纘好學，兄緬有書萬餘卷，晝夜披讀，殆不輟手。[9]秘書郎四員，宋、齊以來，爲甲族起家之選，[10]待次入補，其居職例不數十日便遷任。纘固求不徙，欲遍觀閣内書籍。帝執四部書目曰：“君讀此畢，可言優仕矣。”[11]如此三載，方遷太子舍人，[12]轉洗馬，中舍人，並掌管記。[13]

[1]纘：張纘。《梁書》卷三四有附傳。

[2]出繼：過繼給別人作兒子。　弘籍：張弘籍。字真藝，張弘策從兄。齊時爲鎮西參軍，卒於官。梁時，以武帝舅，追贈廷尉卿。事見《梁書》卷七《太祖張皇后傳》。

[3]廷尉卿：官名。東漢至南朝爲廷尉尊稱。廷尉爲中央最高司法審判機構長官，匯總全國斷獄數，主管詔獄和修定律令的有關事宜。梁武帝天監七年（508）定爲正式官稱，十一班。

[4]富陽公主：梁武帝第四女。

[5]駙馬都尉：官名。東晋、南朝隸集書省，無定員，無實職。尚公主者多加此號。至梁、陳漸成定制，專加尚公主者。梁無班秩。

[6]利亭侯：封爵名。利，當爲利城縣。東晋元帝初僑置，治

所在今江蘇常熟市北境。晉穆帝永和中寄治京口城，在今江蘇鎮江市。南朝宋文帝元嘉八年（431）改爲賓土，屬南東海郡，移治今江蘇江陰市西五十里利港。亭侯，兩晉至南北朝有郡侯、縣侯、鄉侯、亭侯、開國侯、散侯、關内侯等名號。三國魏文帝定爵制，亭侯爲第九等，位在鄉侯下、關内侯上。晉朝亦置。南朝宋制，亭侯五品。

[7]國子生：國子監學生。

[8]張壯武：張華。字茂先，范陽方城（今河北固安縣）人。官司空，封壯武郡公。《晉書》卷三六有傳。

[9]輟手：放手，停手。

[10]甲族：世家大族。《南齊書》卷三三《王僧虔傳》："甲族向來多不居憲臺，王氏以分枝居烏衣者，位官微減。"

[11]"帝執四部書目"至"言優仕矣"：按，中華本改"帝"爲"常"，"君"爲"若"，其校勘記云："'嘗''若'各本作'帝''君'，誤以纘語爲武帝語，據《梁書》改正。"可從。四部書目，此處當指甲、乙、丙、丁四部書目。西晉荀勖與張華整理典籍，編成《中經新簿》，分甲、乙、丙、丁四部，其中甲部記六藝及小學，乙部是古諸子家、近世子家、兵書、兵家、術數，丙部録有史記、皇覽簿、雜事，丁部則收詩賦圖贊汲冢書，由此創立四部書目分類體系。至東晉時，李充編《晉元帝四部書目》便依荀勖的四部書目分類體系，不過改史書爲乙部，諸子爲丙部，從而正式確立了四部排列順序。至唐太宗貞觀年間，魏徵等編撰《隋書·經籍志》，始將甲、乙、丙、丁四部名稱换成經、史、子、集。優仕，謂學有餘力，然後可以作官。語本《論語·子張》："學而優則仕。"

[12]太子舍人：官名。東宫屬官。掌文記。梁三班。

[13]管記：官名。南朝梁、陳，北齊置。掌文書，多置於東宫、相府、王府等。常以文學之士擔任，亦有以中書侍郎兼掌者。一説即記室參軍之職。

纘與琅邪王錫齊名。[1]普通初,[2]魏使彭城人劉善明通和,[3]求識纘與錫。纘時年二十三,[4]善明見而嗟服。[5]累遷尚書吏部郎,[6]俄而長兼侍中,[7]時人以爲早達。河東裴子野曰:[8]“張吏部有喉脣之任,[9]已恨其晚矣。”子野性曠達,自云年出三十不復詣人。[10]初未與纘遇,便虚相推重,因爲忘年之交。[11]大通中,[12]爲吴興太守,[13]居郡省煩苛,務清静,[14]人吏便之。

[1]琅邪:郡名。治開陽縣,在今山東臨沂市北。　王錫:字公嘏,琅邪臨沂(今山東臨沂市)人。王琳第二子,母爲義興公主。本書卷二三、《梁書》卷二一有附傳。

[2]普通:南朝梁武帝蕭衍年號(520—527)。

[3]彭城:郡名。治彭城縣,在今江蘇徐州市。　通和:互相往來和好。

[4]二:殿本同,汲古閣本作“三”。後者當誤。因前云起家秘書郎時年十七,三載方遷太子舍人,轉洗馬,中舍人,年齡當爲二十三。

[5]嗟服:嘆服。

[6]尚書吏部郎:官名。尚書省吏部曹長官。佐吏部尚書,掌官吏銓選、調動事宜。梁十一班。

[7]長兼:官制術語。加在官職名稱前,表示非正式任命。錢大昕《廿二史考異》卷三六云:“長兼者,未正授之稱……《孔愉傳》:‘長兼中書令。’是長兼之名,自晋已有之矣。”

[8]子野:裴子野。字幾原,河東聞喜(今山西聞喜縣)人。本書卷三三、《梁書》卷三〇有傳。

[9]喉脣:喻指宫廷中與帝王親近的重要職位。《梁書》卷三四《張纘傳》作“喉舌”。“喉舌”喻掌握機要、出納王命的重臣,後亦指尚書等重要官員。《御覽》卷二一二引《漢官儀》曰:“尚

書，唐虞官也。《書》曰‘龍作納言’；《詩》云仲山甫‘王之喉舌’。秦改稱尚書。”依此意，若爲“喉舌”，於此處當指尚書，其意似較“喉唇”更爲允切。

［10］詣人：訪問別人。

［11］忘年之交：年輩不相當而結交爲友。

［12］大通：南朝梁武帝蕭衍年號（527—529）。

［13］吴興：郡名。治烏程縣，在今浙江湖州市。南朝梁末爲震州治。旋罷震州，改屬吴州。

［14］清静：不煩擾。多指爲政清簡，無爲而治。《史記》卷五四《曹相國世家》：“蓋公爲言治道貴清静而民自定。”

大同二年，[1]徵爲吏部尚書。[2]後門寒素一介者，[3]皆見引拔，不爲貴門屈意，[4]人士翕然稱之。[5]負其才氣，無所與讓。定襄侯祗無學術，[6]頗有文性，與兄衡山侯恭俱爲皇太子愛賞。[7]時纘從兄謐、聿並不學問，性又凡愚。恭、祗嘗預東宫盛集，太子戲纘曰：“丈人謐、聿皆何在？”纘從容曰：“纘有謐、聿，亦殿下之衡、定。”太子色慙。或云纘從兄聿及弼愚短，湘東王在坐，[8]問纘曰：“丈人二從聿、弼藝業何如？”纘曰：“下官從弟雖並無多，猶賢殿下之有衡、定。”[9]舉坐愕然，其忤物如此。[10]

［1］大同：南朝梁武帝蕭衍年號（535—546）。

［2］吏部尚書：官名。尚書省吏部長官。掌官吏銓選、任免，職任顯要，多僑姓高門、世胄顯貴擔任。梁十四班。

［3］後門：寒門，門第卑微。　寒素：門寒無官爵者。　一介：含有藐小、卑賤的意思。

[4]貴門：貴家豪門。　屈意：委屈心意。猶屈就，遷就。

[5]翕然：形容言論、行爲一致。

[6]定襄侯祗：蕭祗。字敬謨，南平王蕭偉子。本書卷五二有附傳。

[7]衡山侯恭：蕭恭。字敬範，南平王蕭偉子。本書卷五二、《梁書》卷二二有附傳。

[8]湘東王：梁元帝蕭繹。字世誠，小字七符，自號金樓子。梁武帝第七子。初封湘東郡王。本書卷八、《梁書》卷五有紀。

[9]殿下：對帝王之外的其他皇室成員的敬稱。

[10]忤物：觸犯人，與人不合。

五年，[1]武帝詔曰："纘外氏英華，朝中領袖，司空已後，[2]名冠范陽。可尚書僕射。"[3]纘本寒門，以外戚顯重，高自擬倫，[4]而詔有"司空范陽"之言，深用爲狹。以朱异草詔，[5]與异不平。初，纘與參掌何敬容意趣不協，[6]敬容居權軸，[7]賓客輻湊，[8]有過詣纘，纘輒距不前，曰："吾不能對何敬容殘客。"[9]及是遷，爲讓表曰："自出守股肱，[10]入居衡尺，[11]可以仰首伸眉，論列是非者矣。而寸衿所滯，近蔽耳目，[12]深淺清濁，豈有能預。加以矯心飾貌，[13]酷非所閑，[14]不喜俗人，與之共事。"此言以指敬容也。在職議南郊御乘素輦，[15]適古今之衷。又議印綬官若備朝服，宜並著綬。時並施行。

[1]五年：大同五年（539）。

[2]司空：當指西晋張華。其官至司空，又與張纘同爲范陽人，故以"司空已後，名冠范陽"稱之。

［3］尚書僕射：官名。尚書令副佐，且與尚書分領諸曹。南朝梁制度，尚書僕射不常置。若尚書左右僕射並缺，則置尚書僕射以掌左僕射事。梁十五班。

［4］擬倫：比擬，倫比。

［5］朱异：字彦和，吴郡錢唐（今浙江杭州市）人。梁武帝寵臣。本書卷六二、《梁書》卷三八有傳。

［6］何敬容：字國禮，廬江灊（今安徽霍山縣）人。曾以尚書右僕射參掌選事，故稱參掌。本書卷三〇有附傳，《梁書》卷三七有傳。

［7］權軸：權力中樞。指卿相之職。

［8］輻湊：亦作"輻輳"。形容人或物聚集像車輻集中於車轂一樣。

［9］殘客：指剩餘的客人，後多以指趨炎附勢的人。宋陸遊《貧中自戲》詩："門冷並無殘客迹，家貧常讀絶編書。"

［10］出守股肱：此處當指張纘曾出任吴興太守。《史記》卷一〇〇《季布欒布列傳》曾載漢文帝以河東爲股肱郡之説：季布爲河東守，文帝召還，欲以爲御史大夫，旋即以見毁而罷。布進言，文帝慚，曰："河東吾股肱郡，故特召君耳。"此以股肱指吴興郡。

［11］入居衡尺：指任職尚書，考察官吏。《梁書》卷三四《張纘傳》"居"作"尸"，《册府元龜》卷四七八亦作"居"。衡尺，量度工具，比喻法規。

［12］寸衿所滯，近蔽耳目：衿，衣領，於此借指皇帝寵幸的貴近之臣。此語指以朱异、何敬容爲代表的寵臣欺上瞞下。

［13］矯心飾貌：故意違背本意，故作姿態以掩飾真情。

［14］酷：極，非常。　閑：通"嫻"。嫻熟。

［15］南郊：皇帝於都城南郊祭天的儀式。東晋、南朝奉行郊丘合一，故此南郊僅指南郊祭天郊壇，不涉及圓丘。　素輦：輦上不施紋飾，崇尚質樸之意。後改稱大同輦。《梁書》卷三《武帝紀下》載：武帝大同五年正月丁巳，"御史中丞、參禮儀事賀琛奏：

'今南北二郊及籍田往還並宜御輦，不復乘輅。二郊請用素輦，籍田往還乘常輦，皆以侍中陪乘，停大將軍及太僕。'詔付尚書博議施行，改素輦名大同輦，昭祀宗廟乘玉輦。"

改爲湘州刺史，[1]述職經塗，作《南征賦》。[2]初，吴興吴規頗有才學，邵陵王綸引爲賓客，[3]深相禮遇。及綸作牧郢蕃，[4]規隨從江夏。遇纘出之湘鎮，路經郢服，綸餞之南浦。[5]纘見規在坐，意不能平，忽舉盃曰：[6]"吴規，此酒慶汝得陪今宴。"規尋起還，其子翁孺見父不悦，問而知之，翁孺因氣結，爾夜便卒。規恨纘慟兒，憤哭兼至，信次之間又致殞。[7]規妻深痛夫、子，翌日又亡。[8]時人謂張纘一盃酒殺吴氏三人，其輕傲皆此類也。

[1]湘州：州名。梁置。治新化縣，在今湖北大悟縣東北。

[2]《南征賦》:《梁書》卷三四《張纘傳》載其文，本書删減。

[3]邵陵王綸：蕭綸。字世調，小字六真，梁武帝第六子。武帝天監十三年（514）封邵陵郡王。本書卷五三、《梁書》卷二九有傳。

[4]郢蕃：郢，楚國都城的代稱，類似於"京"，古地名。位於湖北荆州市北面的紀南城。此處以"郢蕃"代指湘州地。

[5]南浦：古水名。一名新開港，在今湖北武漢市南。《太平寰宇記》卷一一二《江南西道十・江夏縣》:"在縣南三里……以其在郭之南，故曰南浦。"後常用稱送别之地。

[6]盃：同"杯"。

[7]信次：原指連宿二夜以上或三天左右時間，此處代指二三日間。《左傳》莊公三年:"師一宿爲舍，再宿爲信，過信爲次。"

［8］翌日：第二天，明日。

至州務公平，遣十郡慰勞，[1]解放老疾吏役，及關市戍邏、先所防人，一皆省併，州界零陵、衡陽等郡有莫傜蠻者，[2]依山險爲居，歷政不賓服，[3]因此向化。[4]益陽縣人作田二頃，[5]皆異畝同穎。[6]在政四年，流人自歸，户口增十餘萬，州境大寧。晚頗好積聚，多寫圖書數萬卷，有油二百斛，[7]米四千石，佗物稱是。

［1］遣十郡慰勞：按，《梁書》卷三四《張纘傳》“遣”字前有“停”字。據此後“解放老疾吏役，及關市戍邏先所防人，一皆省併”句，當以《梁書》爲是。十郡，據《南齊書·州郡志》，湘州領長沙、桂陽、零陵、衡陽、營陽、湘東、邵陵、始興、臨賀、始安、齊熙，凡十一郡，其中齊熙郡無屬縣。

［2］零陵：郡名。治泉陵縣，在今湖南永州市。　衡陽：郡名。治湘西縣，在今湖南株洲市西南。　莫傜蠻：古代西南少數民族名。《隋書·地理志》：“長沙郡又雜有夷蜒，名曰莫徭，自云其先祖有功，常免徭役，故以爲名。”

［3］賓服：歸順，服從。

［4］向化：歸化，順服。

［5］益陽：縣名。治所在今湖南益陽市。

［6］穎：禾穗的末端。《説文·禾部》：“穎，禾末也。從禾，頃聲。《詩》曰：‘禾穎穗穟。’”

［7］斛：古代容積單位。

太清二年，[1]徙授領軍，[2]俄改雍州刺史。初聞邵陵王綸當代已爲湘州，其後更用河東王譽。[3]纘素輕少王，州府候迎及資待甚薄。譽深銜之。[4]及至州，譽遂託疾不見纘，仍檢括州府付度事，[5]留纘不遣。會聞侯景寇建鄴，[6]譽當下援。湘東王時鎮江陵，[7]與纘有舊，纘將因之以斃譽兄弟。時湘東王與譽及信州刺史桂陽王慥各率所領入援臺，[8]下硤至江津，[9]譽次江口，湘東王届郢州之武城。[10]屬侯景已請和，武帝詔罷援軍。譽自江口將旋湘鎮，欲待湘東至，謁督府，方還州。纘乃貽湘東書曰："河東戴檣上水，欲襲江陵；岳陽在雍，共謀不逞。"江陵遊軍主朱榮又遣使報云："桂陽住此欲應譽、詧。"[11]湘東信之，乃覆船沈米，[12]斬纜而歸。至江陵收慥殺之。荆、湘因構嫌隙。

[1]太清：南朝梁武帝蕭衍年號（547—549）。

[2]領軍：官名。領軍將軍的省稱。禁衛軍最高統帥，職任隆重。與護軍將軍或中護軍同掌中央軍隊，爲重要軍事長官之一。梁十五班。

[3]河東王譽：蕭譽。字重孫，梁昭明太子次子。武帝中大通三年（531）封河東郡王。本書卷五三有附傳，《梁書》卷五五有傳。

[4]銜：藏在心裏，可理解爲怨恨。

[5]檢括：查察，清查。　付度：《梁書》卷三四《張纘傳》作"庶"。中華本據《梁書》改爲"庶"。可從。

[6]侯景：字萬景，懷朔鎮（今内蒙古固陽縣）人。本爲東魏將，梁武帝太清元年附梁，次年反叛，率軍進攻京師建康，囚殺梁武帝。簡文帝大寶二年（551）篡位自稱皇帝，國號爲漢。本書卷八〇、《梁書》卷五六有傳。

[7]江陵：縣名。荆州鎮所。今湖北荆州市荆州區。

［8］信州：州名。治魚復縣，在今重慶奉節縣東白帝城。　桂陽王慥：蕭慥。字元貞，桂陽王蕭象子。位信州刺史。本書卷五一有附傳。　桂陽：郡名。治郴縣，在今湖南郴州市。　臺：臺城，即建康宫。東晋、南朝京師建康的皇宫。

［9］硤：古同"峽"。兩山間的溪谷。

［10］武城：城名。又名武口，古武湖水入長江之口，在今湖北武漢市黄陂區東南。

［11］詧：蕭詧。亦作蕭察。即梁宣帝。字理孫。西梁開國皇帝。《周書》卷四八、《北史》卷九三有傳。

［12］覆：殿本同，汲古閣本作"鑿"。

纘尋棄其部曲，攜其二女，單舸赴江陵。湘東遣使責讓譽，索纘部下，仍遣纘向雍州。前刺史岳陽王詧推遷未去鎮，但以城西白馬寺處之。[1]會聞賊陷臺城，詧因不受代。州助防杜岸紿纘曰：[2]"觀岳陽不容使君，[3]使君素得物情，[4]若走入西山義舉，事無不濟。"纘以爲然。因與岸兄弟盟，乃要雍州人席引等於西山聚衆。乃服婦人衣，乘青布輿，與親信十餘人奔引等。杜岸馳告詧，詧令中兵參軍尹正等追討。纘以爲赴期，大喜，及至並禽之。[5]纘懼不免，請爲沙門，[6]名法緒。詧襲江陵，常載纘隨後，逼使爲檄，固辭以疾。及軍退敗，行至湕水南，[7]防守纘者慮追兵至，遂害之，棄尸而去。元帝承制，贈開府儀同三司，[8]謚簡憲公。

［1］白馬寺：佛寺名。在今湖北襄陽市西。

［2］助防：官名。南朝梁、陳置，爲邊遠州屬官，有以侯爵擔任者。　杜岸：字公衡，京兆杜陵（今陝西西安市長安區）人。本

書卷六四、《梁書》卷四六有附傳。　紿：欺騙，欺詐。

[3]使君：漢代稱呼太守刺史，漢以後用作州郡長官的尊稱。此處指張纘。

[4]物情：衆情，民心。

[5]禽：通“擒”。擒拿，抓獲。

[6]沙門：出家的佛教徒的總稱。《梁書》卷三四《張纘傳》作“道人”。道人是六朝時僧徒的别稱。

[7]漣水：水名。在今湖北當陽市北。

[8]開府儀同三司：官名。本意指非三公（太尉、司徒、司空）而給予與三公同等的待遇。魏晋以後，將軍開府置官屬者稱開府儀同三司。梁諸將軍開府儀同三司爲十七班。

元帝少時，纘便推誠委結，[1]及帝即位，追思之，嘗爲詩序云："簡憲之爲人也，不事王侯，[2]負才任氣。見余則申旦達夕，[3]不能已已。[4]懷夫人之德，何日忘之。"[5]纘著《鴻寶》一百卷，文集二十卷。[6]

[1]推誠委結：以誠心相待，誠意結交。

[2]不事王侯：出自《易·蠱》："不事王侯，高尚其事。"指不屈於王侯權貴。

[3]申旦達夕：自夜至晨，自晨到夜。形容日夜不止。

[4]已已：已，休止。迭用以加重語氣。

[5]何日忘之：哪天能够忘記？形容思念之深。出自《詩·小雅·隰桑》："中心藏之，何日忘之。"

[6]文集二十卷：《隋書·經籍志四》著録“梁雍州刺史《張纘集》十一卷。并録”。

初，纘之往雍州，資産悉留江陵。性既貪婪，南中貲賄填積。[1]及死，湘東王皆使收之，書二萬卷並摙還齊，珍寶財物悉付庫，以粽密之屬還其家。[2]

［1］貲賄：貲，通“資”。貲賄指財物。

［2］“初”至“以粽密之屬還其家”：此段記載，《梁書》卷三四《張纘傳》未載。密，殿本同，汲古閣本作“蜜”。

次子希字子顏，早知名，尚簡文第九女海鹽公主。[1]承聖初，[2]位侍中。[3]纘弟綰。

［1］簡文：梁簡文帝蕭綱。字世讚，小字六通，梁武帝第三子。本書卷八、《梁書》卷四有紀。

［2］承聖：南朝梁元帝蕭繹年號（552—555）。

［3］位侍中：《梁書》卷三四《張纘傳》載“官至黄門侍郎”。

綰字孝卿，[1]少與兄纘齊名。[2]湘東王繹嘗策之百事，綰對闕其六，號爲百六公。[3]位員外散騎常侍、中軍宣城王長史。[4]遷御史中丞。武帝遣其弟中書舍人絢宣旨曰：[5]“爲國之急，唯在執憲直繩，用人之本，[6]不限升降。晋、宋時，周閔、蔡廓兼以侍中爲之，[7]卿勿疑是左遷。”[8]時宣城王府望重，[9]故有此旨焉。大同四年元日，[10]舊制僕射、中丞坐位東西時當，綰兄纘爲僕射，及百司就列，兄弟並導騶分趨兩塗，[11]前代未有，時人榮之。出爲豫章内史，在郡述《制旨禮記正言義》，四姓衣冠士子聽者常數百人。[12]

［1］綰字孝卿：《梁書》卷三四《張綰傳》："綰字孝卿，纘第四弟也。"

［2］少與兄纘齊名：此句後本書多刪削，《梁書·張綰傳》載有："初爲國子生，射策高第。起家長兼秘書郎，遷太子舍人，洗馬，中舍人，並掌管記。累遷中書郎，國子博士。出爲北中郎長史、蘭陵太守，還除員外散騎常侍。"

［3］百六公：《梁書·張綰傳》無。

［4］員外散騎常侍：官名。初爲正員之外添差之散騎常侍，無員數，後爲定員官。南朝屬散騎省（東省、集書省）。初多授公族、宗室，雖是閑職，仍爲顯官，宋以後常用以安置閑退官員、衰老之士，地位漸低。梁十班。　中軍：官名。中軍將軍的省稱。魏晋南北朝中軍、鎮軍、撫軍三將軍地位常僅次於驃騎將軍、車騎將軍、衛將軍。梁與中衛、中權、中撫將軍合稱四中將軍，衹授予在京師任職者，權位頗重。梁二十三班。　宣城王：蕭大器。字仁宗，梁武帝孫，梁簡文帝嫡長子。武帝中大通四年（532）封宣城郡王。本書卷五四、《梁書》卷八有傳。　長史：官名。王公軍府屬官，掌本府官吏，其品秩依府主地位高下而定。梁十班至六班。

［5］中書舍人：官名。中書省屬官。掌入直閣内，呈奏案章。多由他官兼領。梁四班。

［6］用人之本：《梁書·張綰傳》、《册府元龜》卷五一二無"之"字。

［7］周閔：字子騫，汝南安成（今河南汝南縣）人，周顗長子。《晋書》卷六九有附傳。　蔡廓：字子度，濟陽考城（今河南民權縣）人，蔡謨曾孫。本書卷二九、《宋書》卷五七有傳。

［8］左遷：貶官。《史記》卷八一《廉頗藺相如列傳》司馬貞索隱引董勛《答禮》曰："職高者名録在上，於人爲右；職卑者名録在下，於人爲左，是以謂下遷爲左。"

［9］望重：殿本同，汲古閣本作"重望"。

［10］大同四年：此"四年"當爲"五年"。據《梁書》卷三

《武帝紀下》及卷三四《張纘傳》，纘爲尚書僕射在梁武帝大同五年（539）正月。

［11］“舊制”至“分趨兩塗”：按，中華本改“時”作“相”，“塗”作“陛”，其校勘記云“‘相’‘陛’各本作‘時’‘塗’，據《梁書》改。”導騶，導騎。車前以騶卒開道。

［12］四姓衣冠：高門大族。南北朝時，士族按郡望或權勢分爲甲、乙、丙、丁四等，謂之四姓。北魏孝文帝時對四姓之資格有明文規定，《新唐書》卷一九九《柳沖傳》：“郡姓者，以中國士人差第閥閱爲之制……尚書、領、護而上者爲‘甲姓’，九卿若方伯者爲‘乙姓’，散騎常侍、太中大夫者爲‘丙姓’，吏部正員郎爲‘丁姓’。凡得入者，謂之‘四姓’。”

八年，安成人劉敬宫挾祆道，[1]遂聚黨攻郡，進寇豫州，[2]刺史湘東王遣司馬王僧辯討賊，[3]受綰節度。旬月間，[4]賊黨悉平。

［1］安成：郡名。治平都縣，在今江西安福縣東南。　劉敬宫：《梁書》卷三《武帝紀下》、《資治通鑑》卷一五八《梁紀十四》武帝大同七年作“劉敬躬”。

［2］豫州：州名。治壽陽縣，在今安徽壽縣。

［3］王僧辯：字君才，太原祁（今山西祁縣）人。本書卷六三、《梁書》卷四五有傳。

［4］旬月：十天至一個月。指較短的時日。

十年，復爲御史中丞。綰再爲憲司，彈糾無所回避，豪右憚之。[1]時城西開士林館聚學者，[2]綰與右衛朱异、太府卿賀琛遞述《制旨禮記中庸義》。[3]太清三年，爲吏部尚書，宫城陷，奔江陵，位尚書右僕射。[4]魏剋江陵，[5]朝士皆俘入關，綰以疾免，卒於江陵。

[1]豪右：世家大族。《後漢書》卷二《明帝紀》："濱渠下田，賦與貧人，無令豪右得固其利。"李賢注："豪右，大家也。"

[2]士林館：學館名。梁武帝大同七年（541）於建康宫城西立士林館，延集學者，講經於此。

[3]右衛：官名。右衛將軍的省稱。禁衛軍六軍之一。與左衛將軍合稱二衛將軍，掌宫廷宿衛營兵。梁十二班。　太府卿：官名。梁加置，爲十二卿之一，掌金帛府帑，關市税收。十三班。《梁書》卷三八《朱异傳》載"（右衛將軍）异與左丞賀琛遞日述高祖《禮記中庸義》"，同卷《賀琛傳》亦載其爲尚書左丞時"並參禮儀事"，此後遷太府卿後再無禮制活動記載。當以"左丞"爲是。　賀琛：字國寶，會稽山陰（今浙江紹興市）人。本書卷六二有附傳，《梁書》卷三八有傳。　《制旨禮記中庸義》：《中庸》乃儒家經典之一，原屬《禮記》第三十一篇，相傳爲戰國子思所作。宋時學者將《中庸》從《禮記》中抽出，與《大學》《論語》《孟子》合稱爲"四書"。此後，成爲學校官定的教科書和科舉考試的必讀書。另，"遞述《制旨禮記中庸義》"句，《梁書》卷三四本傳作"遞日述高祖《禮記中庸義》"，是梁武帝本有《中庸》講義，而張綰等人又依照經典次序一天接一天講述闡發。《梁書》卷三《武帝紀下》及《隋書·經籍志一》均載蕭衍撰有《中庸講疏》。又《隋書·經籍志一》著録"《私記制旨中庸義》五卷"，未題撰人，或即張綰等《制旨禮記中庸義》之作。

[4]尚書右僕射：官名。尚書令副佐，並與尚書分領諸曹。梁十五班。

[5]魏剋江陵：梁元帝承聖三年（554），西魏軍破江陵，梁亡。

次子交，字少游，尚簡文第十一女定陽公主。[1]承聖二年，[2]官至秘書丞，[3]掌東宫管記。

[1]定陽公主：《梁書》卷三四《張緬傳》作“安陽公主”。周一良《宋書札記·婚姻不計行輩》云：“梁張纘爲武帝舅之子，與武帝爲内兄弟，而娶武帝女富陽公主。其子希及侄交又娶簡文帝之女海鹽、安陽兩公主。行輩全不相當，而不以爲怪。”（《魏晋南北朝史札記》，中華書局1985年版，第174頁）

[2]承聖：南朝梁元帝蕭繹年號（552—555）。

[3]秘書丞：官名。秘書省屬官。佐秘書監掌國家典籍圖書。爲清顯之職，多由僑姓士族擔任。梁八班。

庾域字司大，[1]新野人也。少沈静，有名鄉曲。梁文帝爲郢州，[2]辟爲主簿，歎美其才，曰：“荆南杞梓，[3]其在斯乎。”加以恩禮。長沙宣武王爲梁州，以爲録事參軍，帶華陽太守。[4]時魏軍攻圍南鄭，[5]州有空倉數十所，域手自封題，指示將士曰：“此中粟皆滿，足支二年。但努力堅守。”衆心以安。軍退，以功拜羽林監。[6]及長沙王爲益州，域隨爲懷寧太守。[7]罷任還家，妻子猶事井臼，[8]而域所衣大布，[9]餘奉專充供養。[10]母好鶴唳，域在位營求，孜孜不怠，[11]一旦雙鶴來下，論者以爲孝感所致。

[1]庾域：《梁書》卷一一有傳。

[2]梁文帝爲郢州：按，中華本校勘記云：“《梁武帝紀》叙文帝歷官無爲郢州事，乃位終丹陽尹，疑此有誤。”

[3]杞梓：杞和梓。兩木皆良材。比喻優秀人才。典出《國

語·楚語上》:“晋卿不若楚，其大夫則賢。其大夫皆卿材也，若杞梓皮革焉，楚實遺之。”

[4]華陽：郡名。南朝宋僑置。治白馬城，在今陝西勉縣西北。

[5]魏軍攻圍南鄭：齊武帝永明十一年（493），北魏入侵漢中，圍南鄭。蕭懿隨機拒擊，魏軍遁去。南鄭，縣名。州府所在。治所在今陝西漢中市東。

[6]羽林監：官名。禁衛軍之一，掌宿衛隨從。宋五品。齊官品不詳。

[7]懷寧：郡名。東晋安帝時因秦雍流民置，屬南秦州。寄治成都，在今四川成都市南。南朝宋改屬益州。

[8]井臼：汲水舂米，泛指操持家務。

[9]大布：麻製粗布。《左傳》閔公二年:“衛文公大布之衣，大帛之冠。”杜預注:“大布，麤布。”

[10]供養：供給長輩或年長的人生活需要。

[11]孜孜不怠：勤勉努力，毫不懈怠。

永元初，南康王板西中郎諮議參軍，[1]母憂去職。梁武帝舉兵，起爲寧朔將軍，領行選。[2]武帝東下，師次楊口，[3]和帝遣御史中丞宗夬勞軍。[4]域乃諷夬曰:“黄鉞未加，[5]非所以總率侯伯。”夬反，西臺即授武帝黄鉞。[6]蕭穎胄既都督中外諸軍事，[7]論者謂武帝應致牋，[8]域争不聽，乃止。郢城平，域及張弘策議與武帝意同，即命衆軍便下，域謀多被納用。霸府初開，[9]爲諮議參軍。[10]

[1]南康王：蕭寶融。即齊和帝。字智昭，齊明帝第八子。南朝齊末代皇帝。東昏侯永元元年（499）由隨郡王改封南康王。本

書卷五、《南齊書》卷八有紀。南康，郡名。治贛縣，在今江西贛州市東北。　板：板授。諸王大臣權授下屬官職。别於帝王詔敕任命。

[2]行選：行府選舉事。

[3]楊口：古楊水入沔水之口。在今湖北潛江市西北。

[4]宗夬：字明揚，南陽涅陽（今河南鄧州市）人。歷仕宋、齊、梁三朝。本書卷三七有附傳，《梁書》卷一九有傳。

[5]黄鉞：以黄金爲飾的斧。古代爲帝王所專用，或特賜給專主征伐的重臣。

[6]西臺：官署名。晋、南朝稱朝廷禁省及中樞機構爲臺，在京城以西地方另建的機構號爲西臺。晋惠帝被脅迫至長安所建政權機構號爲西臺，留守洛陽承制行事的政權機構號爲東臺，各自爲政。司馬睿南渡，在江左建立政權，承制行事，長安朝廷遂爲西臺。南朝齊和帝蕭寶融、梁蕭繹曾在江陵建立政權，爲别於建康的政權機構，亦稱西臺。此處指蕭寶融於齊東昏侯永元三年即位於江陵，江陵在建康之西，故稱西臺。

[7]蕭穎胄：字雲長，齊高帝侄。和帝即位，爲尚書令，都督中外諸軍事。本書卷四一、《南齊書》卷三八有附傳。　都督中外諸軍事：官名。不常置，統領宫城内外宿衛軍隊以及部分京城駐防精鋭部隊的實際官職，一般由親信大將或者（統兵的）權臣擔任。多以他官兼任，無品階。南北朝時期，由於政治格局的變化，都督中外成爲權臣篡位之前加於自己的虚銜。

[8]牋：文體名。書札、奏記一類。多呈給皇后、太子或諸侯將相，以表情意的文書。

[9]霸府：晋、南北朝時勢力强大，終成王業的藩王或藩臣的府署。此指蕭衍受封建安郡公所置府邸。時當齊和帝中興元年（501）十二月。

[10]諮議參軍：官名。亦稱諮議參軍事，取咨詢謀議軍事之意。西晋置，爲鎮東大將軍、丞相府僚屬，掌顧問諫議之事。東

晉、南朝王、公府、州軍府遂沿此制，但不常置，位列曹參軍之上。梁自九班至六班不等。

天監初，封廣牧縣子、後軍司馬。[1]出爲寧朔將軍、巴西梓潼二郡太守。[2]梁州長史夏侯道遷降魏，[3]魏襲巴西，域固守。城中糧盡，將士皆齕草供食，[4]無有離心。魏軍退，進爵爲伯。于時兵後人飢，域上表振貸，[5]不待報輒開倉，爲有司所糾。上遷域西中郎司馬、輔國將軍、寧蜀太守。[6]卒于官。子子輿。

[1]廣牧：縣名。治所在今湖北江陵縣東。　後軍：官名。後軍將軍的省稱。左、右、前、後四軍將軍之一，掌宫禁宿衛。宋四品。齊及梁初官品不詳。

[2]巴西梓潼：雙頭郡名。同治涪縣，在今四川綿陽市東。

[3]梁州：州名。治南鄭縣，在今陝西漢中市東。　夏侯道遷：字道遷，沛國譙（今安徽亳州市）人。齊明帝時期，歷任前軍將軍、南譙郡太守、漢中太守。歸順北魏，拜驍騎將軍。《魏書》卷七一、《北史》卷四五有傳。

[4]供食：汲古閣本同，殿本作“食土”。《梁書》卷一一《庾域傳》亦作“食土”。據上文“齕草”，“食土”義更允當。

[5]振貸：賑濟。

[6]寧蜀：郡名。治廣都縣，在今四川雙流縣。

子輿字孝卿，幼而岐嶷。[1]五歲讀《孝經》，[2]手不釋卷。[3]或曰：[4]“此書文句不多，何用自苦？”答曰：“孝，德之本，何謂不多。”齊永明末，[5]除州主簿。時父在梁州遇疾，子輿奔侍醫藥，言淚恒并。長沙宣武王省疾見之，顧曰："庾録事雖危殆，可憂更在子輿。"尋丁母憂，[6]哀至輒嘔血，父戒以滅性，乃禁其哭泣。梁初爲尚書郎。[7]

[1]岐嶷：幼年聰慧，早慧。《詩·大雅·生民》："克岐克嶷，以就口食。"毛傳："岐，知意也；嶷，識也。"

[2]《孝經》：儒家十三經之一。全書共分十八章，大致成書於秦漢之際。現在流行的版本是唐玄宗李隆基注，宋代邢昺疏。

[3]手不釋卷：釋即放開，手不離書本，形容勤學不倦。《三國志》卷二《魏書·文帝紀》裴松之注引《典論·自叙》："上雅好詩書文籍，雖在軍旅，手不釋卷。"

[4]或：某人，有的人。

[5]永明：南朝齊武帝蕭賾年號（483—493）。

[6]丁：當，遭逢。

[7]尚書郎：官名。尚書省諸曹郎之一。南朝梁制，尚書郎中在職勤能，滿二歲轉爲侍郎。郎中，梁五班。侍郎，梁六班。

天監三年，父出守巴西，子輿以蜀路險難，啓求侍從，以孝養獲許。父遷寧蜀，子輿亦相隨。父於路感心疾，[1]每至必叫，[2]子輿亦悶絶。[3]及父卒，哀慟將絶者再。奉喪還鄉，秋水猶壯。巴東有淫預，[4]石高出二十許丈，及秋至，則纔如見焉，次有瞿塘大灘，[5]行侶忌之，[6]部伍至此，石猶不見。子輿撫心長叫，其夜五更水忽退減，安流南下。及度，水復舊，行人爲之語曰："淫預如幞本不通，瞿塘水退爲庾公。"[7]初發蜀，有雙鳩巢舟中，及至又栖廬側，每聞哭泣之聲，必飛翔簷宇，[8]悲鳴激切。

［1］心疾：勞思、憂憤等引起的疾病。春秋秦醫和所謂六疾之一。《左傳》昭公元年："晦淫惑疾，明淫心疾。"杜預注："思慮煩多，勞成心疾。"同書襄公三年："楚人以是咎子重，子重病之，遂遇心疾而卒。"杜預注："憂恚故成心疾。"

［2］每至必叫：中華本據《册府元龜》卷七五七及《通志》補作"每痛至必叫"。

［3］悶絶：暈倒。

［4］淫預：淫預石，即灧預堆。長江瞿塘峽口的險灘。

［5］瞿塘：瞿塘峽，位於今重慶奉節縣白帝鎮。兩岸如削，巖壁高聳。

［6］侣：殿本同，汲古閣本作"旅"。

［7］衢：汲古閣本、殿本作"瞿"。

［8］簷宇：屋簷。

欲爲父立佛寺，未有定處。夢有僧謂曰："將修勝業，嶺南原即可營造。"明往履歷，果見標度處所，有若人功，因立精舍。［1］居墓所以終喪，服闋，手足枯攣，待人而起。仍布衣蔬食，志守墳墓。叔該謂曰："汝若固志，吾亦抽簪。"［2］於是始仕。雖以嫡長襲爵，國秩盡推諸弟。累遷兼中郎司馬。［3］

［1］精舍：僧道居住或説法布道的處所。

［2］抽簪：棄官引退。古時做官的人須束髮整冠，用簪連冠於髮，故稱引退爲"抽簪"。

［3］中郎：官名。中郎將之省稱。東、西、南、北四中郎將。爲方面大員，地位高於一般將領。梁十七班。　司馬：官名。諸公軍府屬官，掌本府武官。

大通二年，除巴陵内史，便道之官，[1]路中遇疾。或勸上郡就醫，子輿曰："吾疾患危重，全濟理難，豈可貪官，陳尸公廨。"[2]因勒門生不得輒入城市，即於渚次卒。[3]遺令單衣帢履以斂，酒脯施靈而已。[4]

[1]之：往。

[2]公廨：官府衙門的别稱。

[3]渚次：即在水中小洲臨時居住的房屋。渚，水中的小洲。次，臨時居住，臨時居住的房屋。

[4]施靈：設置靈堂。

鄭紹叔字仲明，[1]滎陽開封人也。[2]累世居壽陽。[3]祖琨，宋高平太守。[4]

[1]鄭紹叔：《梁書》卷一一有傳。

[2]滎陽：郡名。治滎陽縣，在今河南滎陽市東北。　開封：縣名。治所在今河南開封市。

[3]壽陽：縣名。治所在今安徽壽縣。

[4]高平：郡名。治高平縣，在今山東微山縣西北。

紹叔年二十餘，爲安豐令，[1]有能名。後爲本州中從事史。[2]時刺史蕭誕弟諶被誅，[3]臺遣收誕，兵使卒至，[4]左右驚散，紹叔獨馳赴焉。誕死，侍送喪柩，衆咸稱之。到都，司空徐孝嗣見而異之，曰"祖逖之流也"。[5]

[1]安豐：縣名。治所在今安徽霍邱縣西南。

［2］本州：豫州。鄭紹叔家鄉所屬州。　中從事史：官名。州府屬官，掌衆曹文書事。宋九品。齊官品不詳。按，《梁書》卷一一《鄭紹叔傳》云“本州召補主簿，轉治中從事史”。本書此處删削“召補主簿”事。

［3］蕭誕：字彦偉，齊高帝族子。本書卷四一、《南齊書》卷四二有附傳。　諶：蕭諶。字彦孚，蕭誕弟。齊明帝時干預朝政，心懷怨望。明帝建武二年（495），坐罪賜死。本書卷四一、《南齊書》卷四二有傳。

［4］卒：通“猝”。突然。

［5］祖逖：字士稚，范陽遒（今河北淶水縣）人。永嘉之亂後，率領親黨避亂於江淮，擔任奮威將軍、豫州刺史。後在晋元帝建武元年（317）率部北伐，數年間，收復黄河以南大片領土。《晋書》卷六二有傳。

梁武帝臨司州，[1]命爲中兵參軍，[2]領長流。[3]因是厚自結附。帝罷州還都，謝遣賓客，紹叔獨固請願留。帝曰：“卿才幸自有用，[4]我今未能相益，宜更思佗塗。”固不許。[5]於是乃還壽陽。刺史蕭遥昌苦要引，[6]紹叔終不受命。遥昌將囚之，鄉人救解得免。及帝爲雍州，紹叔間道西歸，[7]補寧蠻長史、扶風太守。[8]東昏既害朝宰，[9]頗疑于帝。紹叔兄植爲東昏直後，[10]東昏遣至雍州，託候紹叔，潛使爲刺客。紹叔知之，密白帝。及植至，帝於紹叔處置酒宴之，戲植曰：“朝廷遣卿見圖，[11]今日閑宴，是見取良會也。”賓主大笑。令植登城隍，[12]周觀府署，士卒器械，舟艫戎馬，莫不富實。植退謂紹叔曰：“雍州實力，未易圖也。”紹叔曰：“兄還具爲天子言之，兄若取雍州，紹叔請以此衆一戰。”送兄於南峴，[13]相持慟哭而別。續復遣主帥杜伯符亦欲爲刺客，詐言作使，上亦密知，宴接如常。伯符懼不敢發。上後即位，作五百字詩具及之。[14]

[1]司州：州名。治平陽縣，在今河南信陽市。

[2]中兵參軍：官名。亦稱中兵參軍事。中兵曹的主官。掌本府中兵曹事務，兼備咨詢。其品秩隨府主地位高下不等。東晋末至南朝宋諸公府省，由中直兵參軍兼領中兵曹。齊、梁、陳復置。梁皇弟府、皇子府、庶姓公府皆置此官。皇弟、皇子府中兵參軍爲六班，庶姓公府中兵參軍爲五班。

[3]長流：官名。長流參軍之省稱。東晋置，爲軍府及三公的屬官之一。掌捕捉盜賊及審理處罰。南朝沿置，爲公府、將軍府長流賊曹長官。掌治盜賊事。梁四班至二班。

[4]幸自：本來。

[5]固不許：按，《梁書》卷一一《鄭紹叔傳》載此句前有"紹叔曰：'委質有在，義無二心。'"句，本書删削。

[6]蕭遥昌：字季暉。本書卷四一、《南齊書》卷四五有附傳。

[7]間道：抄近的小路。

[8]寧蠻：官名。寧蠻校尉之省稱。掌雍州少數民族事務，領兵置府於襄陽，多由駐該地的將軍或刺史兼任。　扶風：郡名。南朝宋僑置。治築陽縣，在今湖北穀城縣東。

[9]朝宰：梁武帝長兄蕭懿。《南齊書》卷七《東昏侯紀》載蕭懿於東昏侯永元二年（500）四月爲尚書令，十月被害。

[10]直後：皇帝左右的侍衛武官。《隋書·百官志中》："直閣屬官，有朱衣直閣、直閣將軍、直寢、直齋、直後之屬。"《資治通鑑》卷一三九《齊紀四》明帝建武元年："直後徐僧亮盛怒，大言於衆曰：'吾等荷恩，今日應死報！'"胡三省注："直後，亦宿衛之官，侍衛於乘輿之後者也。"

[11]圖：謀劃。

[12]城隍：城墻及護城河。泛指城池。

[13]南峴：地名。在今湖北襄陽市南。

[14]“續復遣”至“及之”：《梁書·鄭紹叔傳》無，此爲本書增加。

初起兵，紹叔爲冠軍將軍，[1]改驍騎將軍，[2]從東下。江州平，[3]留紹叔監州事，[4]曰：“昔蕭何鎮關中，[5]漢祖得成山東之業；[6]寇恂守河内，[7]光武建河北之基。[8]今之九江，昔之河内，我故留卿以爲羽翼。前途不捷，我當其咎，糧運不繼，卿任其責。”紹叔流涕拜辭，於是督江、湘糧運無闕乏。[9]

[1]冠軍將軍：官名。雜號將軍之一。梁武帝天監七年（508）罷，設五武將軍代之，大通三年（529）復置，列武臣將軍班内。

[2]驍騎將軍：官名。禁衛軍六軍之一，掌宫廷侍衛。梁武帝天監六年置左、右驍騎將軍，後改驍騎將軍爲雲騎將軍。

[3]江州平：按，《梁書》卷一一《鄭紹叔傳》無“平”字。江州，州名。治柴桑縣，在今江西九江市西南。

[4]監：官制術語。非正式任職而督理其事。

[5]蕭何：沛郡豐邑（今江蘇豐縣）人。西漢開國功臣。《史記》卷五三、《漢書》卷三九有傳。

[6]漢祖：漢高祖劉邦。西漢開國皇帝。《史記》卷八、《漢書》卷一有紀。

[7]寇恂：字子翼，上谷昌平（今北京市昌平區）人。東漢開國功臣。雲臺二十八將第五位。《後漢書》卷一六有傳。

[8]光武：漢光武帝劉秀。東漢開國皇帝。《後漢書》卷一有紀。

［9］湘：州名。治臨湘縣，在今湖南長沙市。

天監初，入爲衛尉卿。紹叔少孤貧，事母及祖母以孝聞，奉兄恭謹。乃居顯要，糧賜所得及四方遺餉，[1]悉歸之兄室。忠於事上，所聞纖豪無隱。[2]每爲帝言事，善則曰："臣愚不及，此皆聖主之策。"不善，則曰："臣智慮淺短，以爲其事當如是，殆以此誤朝廷也。臣之罪深矣。"帝甚親信之。母憂去職。紹叔有至性，帝常使人節其哭。頃之，封營道縣侯，[3]復爲衛尉卿。以營道縣户凋弊，改封東興縣侯。[4]

［1］遺餉：饋贈。

［2］豪：汲古閣本同，殿本作"毫"。

［3］營道：縣名。治所在今湖南寧遠縣東南。

［4］東興：縣名。治所在今江西黎川縣東北。

三年，魏圍合肥，[1]紹叔以本號督衆軍鎮東關。[2]事平，復爲衛尉。既而義陽入魏，[3]司州移鎮關南，[4]以紹叔爲司州刺史。紹叔至，創立城隍，繕兵積穀，流人百姓安之。性頗矜躁，以權勢自居，然能傾心接物，多所舉薦。士亦以此歸之。

［1］合肥：縣名。治所在今安徽合肥市。

［2］東關：城名。在今安徽巢湖市東南東關。

［3］義陽：郡名。治平陽縣，在今河南信陽市。

［4］關南：義陽三關之南。關，指義陽三關，即平靖關（在今

河南信陽市西南)、黄峴關(在今河南信陽市南)、武陽關(在今河南羅山縣南)。據《梁書》卷二《武帝紀中》,魏陷司州(治義陽),詔以南義陽置司州。其治所在今湖北紅安縣。

徵爲左衛將軍,[1]至家疾篤,詔於宅拜授,輿載還府。中使醫藥,[2]一日數至。卒於府舍。帝將臨其殯,[3]紹叔宅巷陋,不容輿駕,[4]乃止。詔贈散騎常侍、護軍將軍,[5]謚曰忠。紹叔卒後,帝嘗潸然謂朝臣曰:[6]"鄭紹叔立志忠烈,善必稱君,過則歸己,當今殆無其比。"[7]見賞惜如此。子貞嗣。

[1]左衛將軍:《建康實録》卷一八同,《梁書》卷一一《鄭紹叔傳》作"左將軍"。又《梁書·鄭紹叔傳》載其卒後詔文稱"右衛將軍",未知孰是。

[2]中使:宫中派出的使者。多指宦官。《後漢書》卷七八《張讓傳》:"凡詔所徵求,皆令西園騶密約敕,號曰'中使'。"《文選》沈約《齊故安陸昭王碑文》:"勉膳禁哭,中使相望。"張銑注:"天子私使曰中使。"

[3]殯:停柩待葬。

[4]輿駕:帝、后乘坐的車駕。亦借指帝、后。

[5]護軍將軍:官名。掌督護京師以外諸軍,屬官有長史、司馬、功曹、主簿、五官等,出征時置參軍。權任頗重,諸將軍皆敬之。齊及梁初第三品。梁十五班。

[6]潸然:流淚的樣子。

[7]殆無其比:幾乎没有比得上的。

吕僧珍字元瑜,[1]東海范陽人也。[2]世居廣陵,[3]家甚寒微。童兒時從師學，有相工歷觀諸生，[4]指僧珍曰："此兒有奇聲，[5]封侯相也。"事梁文帝爲門下書佐。身長七尺七寸，容貌甚偉，曹輩皆敬之。[6]文帝爲豫州刺史，以爲典籤，[7]帶蒙令。[8]帝遷領軍將軍，補主簿。祆賊唐寓之寇東陽，[9]文帝率衆東討，使僧珍知行軍衆局事。僧珍宅在建陽門東，[10]自受命當行，每日由建陽門道，不過私室。文帝益以此知之。[11]司空陳顯達出軍沔北，[12]見而呼坐，謂曰："卿有貴相，後當不見減，深自努力。"

[1]吕僧珍：《梁書》卷一一有傳。

[2]東海范陽人：《梁書·吕僧珍傳》作"東平范人"。當以"東平范人"爲是。中華本校勘記指出，按《宋書·州郡志》，兖州東平郡有范縣，徐州東海郡領縣無范或范陽。可從。東平，郡名。治無鹽縣，在今山東東平縣。范，縣名。治所在今山東梁山縣西北。

[3]廣陵：縣名。治所在今江蘇揚州市西北蜀岡上。

[4]相工：以相術爲職業者。

[5]此兒有奇聲：《梁書·吕僧珍傳》無"兒"字。《太平御覽》卷三八八引《梁書》作"此人有奇聲"。

[6]曹輩：儕輩，同輩。

[7]典籤：官名。或稱典籤帥、籤帥、主帥。南朝宋、齊置。王府、軍府、州郡屬官，後爲南朝地方長官之下典掌機要的官。朝廷爲監視出任方鎮的諸王而設，多以天子近侍充任。因其權勢特大，故有籤帥之稱。

[8]帶蒙令：中華本校勘記云："蒙縣屬豫州梁郡，然文帝又無爲豫州事。"蒙，縣名。治所在今安徽壽縣南。

［9］唐寓之：浙江富陽、錢塘起義軍領袖，建立吴國政權。《梁書·吕僧珍傳》作“唐瑀”。《梁書》中華本校勘記：“‘唐瑀’北監本作‘唐寓之’，其他各本俱作‘唐瑀’。《南齊書·武帝紀》及《通鑑》齊武帝永明三年、四年俱作‘唐之’。” 東陽：郡名。治長山縣，在今浙江金華市。

［10］建陽門：建康宫城東門。

［11］知：賞識。

［12］陳顯達：南彭城彭城（今江蘇鎮江市）人。本書卷四五、《南齊書》卷二六有傳。

建武二年，魏軍南攻，五道並進。[1]武帝帥師援義陽，[2]僧珍從在軍中。時長沙宣武王爲梁州刺史，魏軍圍守連月，義陽與雍州路斷。武帝欲遣使至襄陽，求梁州問，[3]衆莫敢行。僧珍固請充使，即日單舸上道。[4]及至襄陽，督遣援軍，且獲宣武王書而反，[5]武帝甚嘉之。[6]

［1］五道：據《魏書》卷七下《高祖紀下》，北魏孝文帝太和十八年（即南朝齊明帝建武元年，494）十二月，魏孝文帝南伐。遣行征南將軍薛真度督四將出襄陽，大將軍劉昶出義陽，徐州刺史元衍出鍾離，平南將軍劉藻出南鄭。

［2］義陽：郡名。治平陽縣，在今河南信陽市。

［3］問：音訊。

［4］單舸：乘駕一條船。

［5］反：通“返”。返回。

［6］武帝甚嘉之：按，《梁書》卷一一《吕僧珍傳》此句後有：“事寧，補羽林監。”本書删削。

東昏即位，司空徐孝嗣管朝政，欲要僧珍與共事。僧珍知不久當敗，竟弗往。武帝臨雍州，僧珍固求西歸，得補邛令。[1]及至，武帝命爲中兵參軍，委以心旅。[2]僧珍陰養死士，歸之者甚衆。武帝頗招武猛，士庶響從，會者萬餘人。因命按行城西空地，[3]將起數千間屋爲止舍。[4]多伐材竹，沈於檀溪，[5]積茅蓋若山阜，[6]皆未之用。僧珍獨悟其指，因私具櫓數百張。及兵起，悉取檀溪材竹，裝爲船艦，葺之以茅，並立辦。衆軍將發，諸將須櫓甚多，僧珍乃出先所具，每船付二張，争者乃息。

[1]邛：中華本作“邔”，其校勘記云：“‘邔’各本作‘邛’，張森楷《梁書校勘記》：‘印、邛皆非縣名，不得有令。據《漢書·地理志》南郡有邔縣，《續漢志》《晋志》並屬荆州，《宋》《南齊》志屬雍州。時高祖爲雍州，僧珍從之，當補邔令。”所説是。邔，縣名。治所在今湖北宜城市北。

[2]心旅：“旅”通“膂”。心與脊骨。喻主要的輔佐人員。亦以喻親信得力之人。旅，汲古閣本同，殿本作“膂”。

[3]按行：巡視。

[4]止舍：駐扎宿營之所。

[5]檀溪：溪名。在今湖北襄陽市西南。

[6]山阜：土山。泛指山嶺。

武帝以僧珍爲輔國將軍、步兵校尉，[1]出入卧内，宣通意旨。大軍次江寧，[2]武帝使僧珍與王茂率精兵先登赤鼻邏。[3]其日，東昏將李居士來戰，僧珍等大破之，乃與茂進白板橋。[4]壘立，茂移頓越城，[5]僧珍守白板。

李居士知城中衆少，直來薄城。[6]僧珍謂將士曰："今力不敵，不可戰，亦勿遥射。須至塹裏，[7]當并力破之。"俄而皆越塹，僧珍分人上城，自率馬步三百人出其後，内外齊擊，居士等應時奔散。及武帝受禪，[8]爲冠軍將軍、前軍司馬，封平固縣侯。[9]再遷左衛將軍，加散騎常侍，入直秘書省，[10]總知宿衛。

[1]步兵校尉：官名。禁衛軍五營校尉之一，掌宫廷宿衛。齊官品不詳。梁七班。

[2]江寧：縣名。治所在今江蘇南京市江寧區江寧街道。

[3]王茂：字休連（《梁書》作"休遠"），一字茂先，太原祁（今山西祁縣）人。本書卷五五、《梁書》卷九有傳。　赤鼻邏：地名。在今江蘇南京市西南。

[4]白板橋：即今江蘇南京市西南板橋。《資治通鑑》卷一四四《齊紀十》和帝中興元年下胡三省注云："據陶弘景書，板橋時屬江寧縣界。按，板橋市今在建康府城之西，江寧鎮北。"

[5]越城：城名。在今江蘇南京市秦淮河南。宋張敦頤《六朝事迹編類》卷上《城闕門·越城》云："春秋時越既滅吴，盡有江南之地，於是築城江上，以鎮江險。《圖經》云：周回二里八十步，在秣陵縣長干里。"

[6]薄：逼近。《楚辭·九章·涉江》："腥臊並御，芳不得薄兮。"洪興祖補注："薄，迫也，逼近之意。"

[7]塹：護城壕溝。

[8]受禪：王朝更迭，新帝承受舊帝讓給的帝位。

[9]平固：縣名。治所在今江西興國縣南。

[10]秘書省：官署名。南朝梁始定此名。置監、丞，掌國之典籍圖書。其主官爲秘書監。監以下有少監、丞及秘書郎、校正郎、正字等官，領國史、著作兩局，掌國之典籍圖書。

天監四年，大舉北侵，自是僧珍晝直中省，[1]夜還秘書。五年旋軍，以本官領太子中庶子。[2]

[1]中省：《梁書》卷一一《吕僧珍傳》作“中書省”。中華本據《梁書》補。中書省，官署名。漢朝始設，曹魏改稱中書監，晋以後稱中書省，爲秉承君主意旨，掌管機要，發布皇帝詔書、中央政令的最高機構。沿至隋唐，遂成爲全國政務中樞，爲中央最高政府機關。

[2]太子中庶子：官名。東宫屬官。掌侍從、奏事等。梁初四品。

僧珍去家久，表求拜墓，武帝欲榮以本州，[1]乃拜南兖州刺史。[2]僧珍在任，見士大夫迎送過禮，平心率下，不私親戚。兄弟皆在外堂，並不得坐。指客位謂曰：“此兖州刺史坐，非吕僧珍牀。”及别室促膝如故。[3]從父兄子先以販葱爲業，僧珍至，乃棄業求州官。僧珍曰：“吾荷國重恩，無以報效，汝等自有常分，豈可妄求叨越。[4]當速反葱肆耳。”僧珍舊宅在市北，前有督郵廨，[5]鄉人咸勸徙廨以益其宅。僧珍怒曰：“豈可徙官廨以益吾私宅乎。”姊適于氏，[6]住市西小屋臨路，與列肆雜。僧珍常導從鹵簿到其宅，[7]不以爲耻。

[1]本州：據下文知指南兖州。吕僧珍世居廣陵，廣陵爲南兖州鎮所，故稱南兖州爲本州。參周一良《魏晋南北朝史札記·梁書札記》“土斷後所居之地即稱本州”條（第280頁）。

[2]南兖州：州名。東晋僑立兖州，宋時改爲南兖州，初治京口，在今江蘇鎮江市。宋文帝元嘉八年（431）移治廣陵縣，在今

江蘇揚州市西北蜀岡上。

[3]促膝：對坐而膝相接近，多形容親切交談或密談。

[4]叨越：非分占有。

[5]督郵：官名。郡府屬吏。漢置，掌督送郵書，代表太守督察縣鄉，宣達教令，兼司獄訟捕亡。官品不詳。

[6]適：女子出嫁。

[7]鹵簿：帝王、大臣出行時扈從的儀仗。本用於帝王，漢蔡邕《獨斷》卷下："天子出，車駕次第謂之鹵簿。"自漢以後亦用於后妃、太子、王公大臣。

在州百日，徵爲領軍將軍，直秘書省如先。常以私車輦水灑御路。僧珍既有大勳，任總心膂，性甚恭慎。當直禁中，盛暑不敢解衣。每侍御坐，屏氣鞠躬，對果食未嘗舉箸。[1]因醉後取一甘食，[2]武帝笑謂曰："卿今日便是大有所進。"禄俸外，又月給錢十萬，其餘賜賚不絶於時。

[1]箸：筷子。

[2]取一甘食：《梁書》卷一一《吕僧珍傳》作"取一柑食之"。

初，武帝起兵，攻郢州久不下，咸欲走北。僧珍獨不肯，累日乃見從。一夜，僧珍忽頭痛壯熱，及明而顙骨益大，[1]其骨法蓋有異焉。[2]

[1]顙骨：額骨。

[2]"初"至"其骨法蓋有異焉"：按，《梁書》卷一一《吕僧珍傳》所無。

十年，疾病，車駕臨幸，[1]中使醫藥日有數四。僧珍語親舊曰："吾昔在蒙縣熱病發黄，時必謂不濟。主上見語，'卿有富貴相，必當不死'。[2]俄而果愈。吾今已富貴，而復發黄，[3]所苦與昔政同，[4]必不復起。"竟如言卒于領軍官舍。武帝即日臨殯，贈驃騎將軍、開府儀同三司，謚曰忠敬。[5]武帝痛惜之，言爲流涕。子淡嗣。

[1]車駕：皇帝乘坐的車馬。代指皇帝。

[2]必當不死：《梁書》卷一一《吕僧珍傳》此句後有"尋應自差"。

[3]發黄：由各種不同原因引起遍身皮膚或眼鞏膜黄染的症狀。又叫作"黄疸"。

[4]政：通"正"。

[5]謚曰忠敬：按，《梁書·吕僧珍傳》載有梁武帝頒布的詔書："思舊篤終，前王令典；追榮加等，列代通規。散騎常侍、領軍將軍、平固縣開國侯僧珍，器思淹通，識宇詳濟，竭忠盡禮，知無不爲。與朕契闊，情兼屯泰。大業初構，茂勳克舉。及居禁衛，朝夕盡誠。方參任台槐，式隆朝寄；奄致喪逝，傷慟于懷。宜加優典，以隆寵命。可贈驃騎將軍、開府儀同三司，常侍、鼓吹、侯如故。給東園秘器，朝服一具，衣一襲，喪事所須，隨由備辦。謚曰忠敬侯。"本書將之删削。

初，宋季雅罷南康郡，市宅居僧珍宅側。僧珍問宅價，曰"一千一百萬"。怪其貴，季雅曰："一百萬買宅，千萬買鄰。"及僧珍生子，季雅往賀，署函曰"錢一千"。閽人少之，弗爲通，彊之乃進。僧珍疑其故，親自發，乃金錢也。遂言於帝，陳其才能，以爲壯武將軍、衡州刺史。[1]將行，謂所親曰："不可以負吕公。"在州大有政績。[2]

[1]壯武將軍：官名。南朝齊置，官品不詳。梁武帝天監七年(508)定爲武職二十四班中的十二班，普通六年（525）改爲十壯將軍（與壯勇、壯烈、壯猛、壯鋭、壯盛、壯毅、壯志、壯意、壯力，號爲十壯）之一，班次稍有降低。陳擬六品，比秩千石。　衡州：州名。治含洭縣，在今廣東英德市浛洸鎮。

[2]"初"至"在州大有政績"："季雅買鄰"典出於此。《梁書》卷一一《吕僧珍傳》所無。

樂藹字蔚遠，[1]南陽淯陽人，[2]晋尚書令廣之六世孫也。[3]家居江陵。方頤隆準，[4]舉動醖藉。[5]其舅雍州刺史宗慤嘗陳器物，[6]試諸甥姪。藹時尚幼，而無所取，慤由此奇之。又取史傳各一卷授藹等，使讀畢言所記。藹略讀具舉，慤益善之。

[1]樂藹：《梁書》卷一九有傳。

[2]淯陽：縣名。治所在今河南南陽市南。

[3]晋尚書令廣：樂廣。字彦輔，南陽淯陽（今河南南陽市）人。任尚書左、右僕射，又代王戎爲尚書令。後人稱其爲"樂令"。《晋書》卷四三有傳。

[4]方頤隆準：貴相的特徵。方頤即方形的面頰，古人以爲貴相。《三國志》卷四七《吴書·吴主傳》裴松之注引晋虞溥《江表傳》："權生，方頤大口，目有精光。堅異之，以爲有貴象。"隆準指高鼻梁。《史記》卷八《高祖本紀》："高祖爲人，隆準而龍顔。"裴駰集解引文穎曰："準，鼻也。"

[5]醞藉：寬和有涵容。《漢書》卷七一《薛廣德傳》:“廣德爲人温雅有醞藉。”顔師古注引服虔曰:“寬博有餘也。”

[6]宗慤：字元幹，南陽涅陽（今河南鄧州市）人。本書卷三七、《宋書》卷七六有傳。

齊豫章王嶷爲荆州刺史,[1]以藹爲驃騎行參軍,[2]領州主簿，參知州事。[3]嶷嘗問藹城隍風俗、山川險易,[4]藹隨問立對，若案圖牒,[5]嶷益重焉。州人嫉之，或譖藹廨門如市,[6]嶷遣覘之,[7]方見藹閉閤讀書。後爲大司馬記室。[8]

[1]豫章王嶷：蕭嶷。字宣儼，齊高帝次子，齊武帝弟，蕭子顯、蕭子雲之父。南齊建立後，封豫章郡王。本書卷四二、《南齊書》卷二二有傳。

[2]驃騎：官名。驃騎將軍之省稱。六朝時重號將軍，多加授大臣、重要地方長官。　行參軍：官名。諸公軍府屬官。參掌府曹事，位在正參軍之下。南朝齊、梁、陳公府、將軍府、州府僚屬列曹中法、墨、田、鎧、集、士等曹置爲長官，皆冠以曹名。品秩例高於不署曹之行參軍。梁三班至流外五班。

[3]參知：官制術語。奉特敕掌典知本官職權範圍外的他項事務。

[4]城隍風俗：按，此語不可解。城隍即城墻及護城河，泛指城池。《梁書》卷一九《樂藹傳》作“城隍基跱”，跱，同“趾”，基跱即城足、墻足。當以《梁書》義更允當。

[5]圖牒：亦作“圖諜”。圖籍表册。

[6]廨門如市：此處意與“門庭若市”相類，指樂藹辦公地點門口來訪者衆多。

[7]覘：窺視，偵察。

［8］大司馬：官名。掌全國軍事。魏晋爲上公之一，位在三公之上。南北朝或置或不置，南朝不常授。　記室：官名。記室參軍之省稱。諸公軍府屬官，掌文書。

永明八年，荆州刺史巴東王子響稱兵反，[1]及敗，焚燒府舍，官曹文書一時蕩盡。齊武帝見藹，問以西事，[2]藹占對詳敏，帝悦，用爲荆州中從事，[3]敕付以脩復府州事。藹還州，繕脩廨署數百區，頃之咸畢。豫章王嶷薨，藹解官赴喪，率荆、湘二州故吏建碑墓所。[4]南康王爲西中郎，以藹爲諮議參軍。蕭穎胄引藹及宗夬、劉坦任以經略。

［1］巴東王子響：蕭子響。字雲音，齊武帝第四子。初封巴東王。武帝永明七年（489）爲荆州刺史。因擅殺長史劉寅等人，齊武帝遣使檢捕，子響率軍拒之，終被殺。本書卷四四、《南齊書》卷四〇有傳。巴東，郡名。治魚復縣，在今重慶奉節縣東白帝城。

［2］西事：指荆州事。因荆州在京師建康之西，故稱。

［3］中從事：官名。即治中從事史，亦稱治中從事，本書避唐高宗李治諱，省作中從事。州府屬官。掌衆曹文書事。齊、梁官品不詳。

［4］建碑：按，蕭嶷於齊初曾官荆、湘二州刺史，故樂藹率二州故吏爲之建碑。

天監初，累遷御史中丞。初，藹發江陵，無故於船得八車輻，如中丞健步避道者，至是果遷焉。性公彊，[1]居憲臺甚稱職。[2]時長沙宣武王將葬，而車府忽於庫火油絡，[3]欲推主者。藹曰："昔晋武庫火，張華以爲積油久灰必然，[4]今庫若灰，非吏罪也。"既而檢之，果有積灰，時稱其博物弘恕。[5]

[1]公彊：公正，堅定。

[2]憲臺：御史臺。御史臺掌執法，故稱。漢應劭《漢官儀·憲臺》："漢御史府，後漢改稱憲臺。"

[3]火：殿本同，汲古閣本作"失"。《梁書》卷一九《樂藹傳》亦作"失"。

[4]久灰：殿本同，汲古閣本作"萬匹"，百衲本作"萬石"。然：通"燃"。張華《博物志》卷四《物理》："積油滿萬石，則自然生火。武帝泰始中武庫火，積油所致。"

[5]恕：殿本同，汲古閣本作"怒"。按文意，當以"恕"字爲是。

二年，出爲平越中郎將、廣州刺史。[1]前刺史徐元瑜罷歸，遇始興人士反，[2]逐内史崔睦舒，因掠元瑜財産。元瑜走歸廣州，借兵於藹，託欲討賊，而實謀襲藹。藹覺誅之。尋卒於官。[3]

[1]平越中郎將：官名。主管南越事務，治廣州。宋四品。梁初官品不詳。　廣州：州名。治番禺縣，在今廣東廣州市。按，《梁書》卷一九《樂藹傳》云："出爲持節、督廣交越三州諸軍、冠軍將軍、平越中郎將、廣州刺史。"

[2]始興：郡名。治曲江縣，在今廣東韶關市南武水西岸。

[3]尋卒於官：按，《梁書·樂藹傳》於其卒官前載"尋進號征虜將軍"。

藹姊適徵士同郡劉虯，[1]亦明識有禮訓。藹爲州，迎姊居官舍，三分禄秩以供焉，西土稱之。[2]子法才。

[1]徵士：朝廷徵聘而不願就仕的人。　劉虯：字靈預，一字德明，南陽涅陽（今河南鄧州市）人，晋豫州刺史劉喬七世孫。屢徵不仕。本書卷五〇、《南齊書》卷五四有傳。

[2]西土：指荆州。因其在建康之西，故稱。

法才字元備，幼與弟法藏俱有美名。沈約見之曰：[1]"法才實才子。"爲建康令，不受奉秩，[2]比去將至百金，縣曹啓輸臺庫。[3]武帝嘉其清節，曰"居職若斯，可以爲百城表矣"。遷太舟卿，[4]尋除南康内史。恥以讓奉受名，辭不拜。歷位少府卿，[5]江夏太守，因被代，表求便道還鄉。至家，割宅爲寺，棲心物表。[6]尋卒。法藏位征西録事參軍，早亡。

[1]沈約：字休文，吴興武康（今浙江德清縣）人。著有《晋書》《宋書》《齊紀》等。本書卷五七、《梁書》卷一三有傳。

[2]奉秩：俸禄。奉，通"俸"。

[3]臺庫：國庫。

[4]太舟卿：官名。梁以都水使者改稱，爲十二卿之最末者，主舟航堤渠。梁九班。

[5]少府卿：官名。梁十二卿之一。掌宫中服御之物。梁十一班。

[6]棲心：寄心。　物表：物外，世俗之外。

子子雲，美容貌，善舉止。位江陵令，承制，[1]除光禄卿。[2]魏剋江陵，衆奔散，呼子雲。子雲曰："終爲虜矣，不如守以死節。"遂仆地，卒於馬蹄之下。

[1]承制：中華本據《通志》補作“元帝承制”。

[2]光禄卿：官名。南朝梁武帝天監七年（508）改光禄勳置，十一班，位列十二卿，掌宫殿門户及部分宫廷供御事務。有丞、功曹等屬官，領守宫、黄門、華林園、暴室等令。

論曰：張弘策惇厚慎密，[1]首預帝圖，[2]其位遇之隆，豈徒外戚云爾。至如太清板蕩，[3]親屬離貳，纘不能叶和蕃岳，克濟陶冶之功；[4]而苟懷私怨，以成釁隙之首。[5]風格若此，而爲梁之亂階，[6]惜乎！庾域、鄭紹叔、吕僧珍等，或忠誠亮盡，[7]或恪勤匪解，[8]締構王業，皆有力焉。僧珍之肅恭禁省，[9]紹叔之勤誠靡貳，蓋有人臣之節矣。藹雖異帷幄之勳，亦讚雲雷之業，其當官任事，寵秩不亦宜乎。

[1]惇厚：親厚，敦厚。

[2]預：參加，參與。

[3]板蕩：《板》《蕩》都是《詩·大雅》中譏刺周厲王無道而導致國家敗壞、社會動亂的詩篇。後因以指政局混亂或社會動蕩。

[4]克濟陶冶之功：中華本據《梁書》改作“克濟温陶之功”，其中温謂温嶠，陶謂陶侃，平定蘇峻，爲晋勳臣。可從。

[5]釁隙：原義爲裂縫，引申爲意見不合、感情有裂痕等。

[6]亂階：禍端，禍根。

[7]盡：汲古閣本同，殿本作“藎”。此處指忠誠。藎臣原指帝王所進用的臣子，後稱忠誠之臣。

[8]恪勤匪解：指忠於職守，謹慎而不鬆懈。解，通“懈”。

[9]禁省：禁中，省中。代指皇宫。

南史　卷五七

列傳第四十七

沈約 子旋 孫衆　范雲 從兄縝

沈約字休文，[1]吴興武康人也。[2]昔金天氏有裔子曰昧，[3]爲玄冥師，[4]生子允格、臺駘。[5]臺駘能業其官，宣汾、洮，[6]障大澤，以處太原。[7]帝顓頊嘉之，[8]封諸汾川。[9]其後四國沈、姒、蓐、黄，[10]沈子國今汝南平輿沈亭是也。[11]春秋之時，[12]列於盟會。魯昭四年，[13]晋使蔡滅沈，其後因國爲氏。[14]自兹以降，譜諜罔存。[15]

［1］沈約：《宋書》卷一〇〇有《自序》，《梁書》卷一三有傳。本卷内容即以《宋書》《梁書》内容爲主要框架增删而成。

［2］吴興：郡名。治烏程縣，在今浙江湖州市。　武康：縣名。治所在今浙江德清縣西。

［3］“昔金天氏有裔子曰昧”至“有子曰約，其制自序大略如此”：皆爲《梁書》本傳所不載，而見於《宋書·自序》，是本書調和《宋書》《梁書》之處。金天氏，古帝少昊的稱號。少昊，亦

作“少皞”。己姓，名摯，號金天氏，又號窮桑氏、青陽氏。相傳是繼太昊而起的東夷部落首領。《左傳》昭公元年：“昔金天氏有裔子曰昧，爲玄冥師。”杜預注：“金天氏，帝少皞。”《漢書·古今人表》：“少昊帝，金天氏。”顔師古注引張晏曰：“以金德王，故號曰金天。”

［4］玄冥：神名。中國古代神話傳説中主要指神的名字，如水神、冬神、北方之神等。“冥”本是商族領袖之一，因其“勤其官而水死”，故被後人奉爲水神，稱“玄冥”。《左傳》昭公十八年：“禳火于玄冥、回禄。”杜預注：“玄冥，水神。”

［5］允格：相傳爲金天氏少昊後裔。昧之子。封於鄀（今河南内鄉縣與陝西商洛市商州區間），爲允姓之祖。　臺駘：相傳爲金天氏少昊後裔。昧之子。臺駘承襲祖業，爲水官之長，疏通汾、洮二水，帝顓頊嘉其功，封於汾川，後世遂以爲汾水之神。

［6］汾：水名。即汾水。黄河支流，在今山西省。　洮：水名。即洮河。亦爲黄河支流，在今甘肅省。

［7］太原：原義爲廣大的平原。其地大致在今山西太原市一帶。

［8］顓頊：上古部落聯盟首領。姬姓，高陽氏，黄帝之孫，昌意之子。五帝之一。事見《史記》卷一《五帝本紀》。

［9］“臺駘能業其官”至“封諸汾川”：按，此句講臺駘治水獲封之事。《左傳》昭公元年：“昔金天氏有裔子曰昧，爲玄冥師，生允格、臺駘。臺駘能業其官，宣汾、洮，障大澤，以處大原。帝用嘉之，封諸汾川。沈、姒、蓐、黄，實守其祀。”

［10］沈、姒、蓐、黄：皆爲西周以前建立於汾河流域的諸侯國。顧炎武《日知録》：“按沈、姒、蓐、黄四國，皆在汾水之上，爲晋所滅。黄非‘江人、黄人’之黄，則沈亦非‘沈子嘉’之沈。休文乃並列而合之爲一，誤也。”

［11］沈子國：沈國。西周以前建立於汾河流域的諸侯國，後來被晋國消滅。　汝南：郡名。治懸瓠城，在今河南汝南縣。　平輿：縣名。治所在今河南平輿縣射橋鎮古城村。　沈亭：地名。在

今河南平輿縣。

［12］春秋：通常用來指中國東周前半期，一般認爲始於公元前770年（周平王元年）周平王東遷東周開始的一年，止於公元前476年（周元王元年）。

［13］魯昭：魯昭公。姬姓，名裯，魯國曲阜（今山東曲阜市）人，魯襄公之子。春秋時期魯國國君。

［14］晋使蔡滅沈，其後因國爲氏：按，《宋書·自序》云："定公四年，諸侯會召陵伐楚，沈子不會，晋使蔡伐沈，滅之，以沈子嘉歸。其後因國爲氏。"此處所述較《宋書》内容省略，且時間存在抵牾：本卷謂魯昭四年（前538），《宋書》稱定公四年（前506）。據《史記》卷三五《管蔡世家》，知蔡昭侯十三年（前506）"夏，爲晋滅沈"，是蔡國按晋國意願滅掉沈國，楚王大怒，發兵攻蔡。應以《宋書》"定公四年"爲是。晋，周代周武王之子的姬姓諸侯國。首任國君唐叔虞爲周武王姬發之子，周成王姬誦之弟。晋國在晋獻公時期崛起，晋文公繼位後在城濮之戰中大敗楚國，一戰而霸。晋襄公時期先後在崤之戰和彭衙之戰中大敗秦國，繼其父爲中原霸主。蔡，姬姓，周朝諸侯國，建都蔡（今河南上蔡縣），始封之君爲周武王之弟叔度（一般稱蔡叔度）。後因蔡叔度跟隨武庚反叛，被周公放逐。蔡叔度死後，周公旦封其子蔡仲（名胡）於蔡，重建蔡國。

［15］譜諜：亦作"譜牒"。古代記述氏族世系的書籍。《史記》卷一三〇《太史公自序》："維三代尚矣，年紀不可考，蓋取之譜牒舊聞。"魏晋南北朝時重門第，有司選舉必稽譜牒，譜學成爲世家大族保持門閥的工具，譜學大盛。　罔存：不存。《爾雅·釋言》："罔，無也。"

秦末有沈逞，徵丞相，不就。[1]漢初，逞曾孫保封竹邑侯。[2]保子遵自本國還居九江之壽春，[3]官至齊王太傅，[4]封敷德侯。遵生驃騎將軍達，[5]達生尚書令乾，[6]乾生南陽太守弘，[7]弘生河内太守勗，[8]勗生御史中丞奮，[9]奮生將作大匠恪，[10]恪生尚書、關内侯謙，[11]謙生濟陽太守靖，[12]靖生戎。戎字威卿，仕爲州從事，[13]説降劇賊尹良，[14]漢光武嘉其功，[15]封爲海昏縣侯，[16]辭不受，因避地徙居會稽烏程縣之餘不鄉，[17]遂家焉。順帝永建元年，[18]分會稽爲吴郡，[19]復爲吴郡人。靈帝初平五年，分烏程、餘杭爲永安縣，[20]吴孫皓寶鼎二年，分吴郡爲吴興郡。[21]晋太康三年，[22]改永安爲武康縣，[23]復爲吴興武康人焉。雖邦邑屢改，[24]而築室不遷。[25]

[1]秦末有沈逞，徵丞相，不就：中華本校勘記引張森楷《南史校勘記》云："'相'下當有脱字，世固無以丞相徵之事也。"

[2]竹邑侯：封爵名。竹邑，縣名。治所在今安徽宿州市北。

[3]九江：郡名。治壽春縣，在今安徽壽縣。　壽春：縣名。治所在今安徽壽縣。

[4]齊：漢初封國。在今山東北部。　太傅：官名。春秋時晋國設置，爲國王輔弼官之一，《大戴禮記》："召公爲太保，周公爲太傅，太公爲太師。"戰國後廢。西漢吕后元年復置，金印紫綬，以王陵、審食其等任之。後廢。哀帝元壽二年（前1）又復置，以孔光出任此職，位在三公之上。以後各朝代都有設置，但多爲虚銜。

[5]驃騎將軍：官名。漢武帝元狩二年（前121）始置，以霍去病爲之，金印紫綬，位同三公。秩萬石。

[6]尚書令：官名。尚書省（臺）長官。西漢尚書屬少府，掌文書。秩千石。

[7]南陽：郡名。治宛縣，在今河南南陽市。

[8]河内：郡名。治懷縣，在今河南武陟縣。

[9]御史中丞：官名。御史大夫屬官，掌佐御史大夫在殿中處理府事。秩千石。

[10]將作大匠：官名。漢代列卿之一，不常置，多爲造作皇帝山陵而設，事罷則撤。秩中二千石。

[11]尚書：官名。西漢尚書臺諸曹所設官員，主一曹事。秩六百石。　關内侯：封爵名。位次列侯，有的食邑，有的不食邑。軍功爵第十九級。

[12]濟陽：《宋書》卷一〇〇《自序》作“濟陰”。按，此處職級爲太守，對應的當是郡一級，濟陽西漢時爲濟陽縣，屬兖州刺史部陳留郡，當以《宋書》“濟陰”爲是。濟陰，郡名。治定陶縣，在今山東菏澤市定陶區。

[13]州從事：官名。漢代州從事選自郡吏，佐刺史監察郡國，位同郡諸曹掾史。

[14]劇賊：大盗，强悍的賊寇。亦用以貶稱勢力大的反叛者。

[15]漢光武：光武帝劉秀。東漢開國皇帝。《後漢書》卷一有紀。

[16]海昏：縣名。治所在今江西永修縣艾城鎮。

[17]會稽：郡名。治吴縣，在今江蘇蘇州市。　烏程：縣名。治所在今浙江湖州市。　餘不鄉：在今浙江德清縣東北苕溪河（古名餘不溪）一帶。

[18]順帝：東漢順帝劉保。漢安帝長子。《後漢書》卷六有紀。　永建元年：丁福林《宋書校議》據《宋書·州郡志一》《續漢書·地理志》考證，此“永建元年”爲“永建四年”之誤（上海古籍出版社 2002 年版，第 408 頁）。永建，東漢順帝劉保年號（126—132）。

[19]吴郡：郡名。治吴縣，在今江蘇蘇州市。

[20]靈帝初平五年，分烏程、餘杭爲永安縣：按，永安縣爲東

漢獻帝興平元年（194）所置，在今浙江德清縣千秋鎮。此處“靈帝初平五年”有誤。初平是漢獻帝年號，非靈帝年號。初平四年後即爲興平元年，無初平五年。“靈帝初平五年”當更改爲“獻帝興平元年”。

[21]吴孫皓寶鼎二年，分吴郡爲吴興郡：《宋書·自序》同。而《宋書·州郡志一》作“寶鼎元年”。寶鼎，三國吴末帝孫皓年號（266—269）。又丁福林《宋書校議》據《宋書·州郡志一》、《三國志》卷四八《吴書·三嗣主傳》考證，“分吴郡爲吴興郡”應爲“分吴、丹陽爲吴興郡”（第408頁）。

[22]太康三年：按，《宋書·州郡志一》作“太康元年”，《宋書·自序》作“太康二年”。太康，西晋武帝司馬炎年號（280—289）。

[23]武康：縣名。治所在今浙江德清縣西。

[24]邦邑：此處指政區。

[25]築室：建築屋舍。

戎子酆字聖通，任零陵太守，[1]致黄龍芝草之瑞。[2]第二子仲高，[3]安平相，[4]少子景，河間相，[5]演之、慶之、曇慶、懷文其後也。[6]仲高子鸞字建光，少有高名，州舉茂才，[7]公府辟州别駕從事史。[8]時廣陵太守陸稠，[9]鸞之舅也，以義烈政績顯名漢朝，復以女妻鸞，早卒。子直字伯平，州舉茂才，亦有清名，卒。子瑜、儀俱少有至行。瑜十歲、儀九歲而父亡，居喪毁瘁，[10]過於成人。外祖會稽盛孝章，[11]漢末名士也，深加憂傷，每撫慰之，曰：“汝並黄中英爽，[12]終成奇器，何遽逾制自取殄滅邪。”[13]三年禮畢，殆至滅性，故兄弟並以孝著。瑜早卒。儀字仲則，篤學有雅才，以儒素自業。時海内大亂，兵革並起，經術廢弛，[14]士少全行。而儀淳深隱默，[15]守道不移，風操貞整，[16]不妄交納，唯與族子仲山、叔山及吴郡陸公紀友善。[17]州郡禮請，二府交辟，[18]公車徵，[19]並不屈，以壽終。子曼字元禪，[20]左中郎、新都都尉、定陽侯，[21]才志顯於吴朝。[22]子矯字仲桓，以節氣立名，仕爲立武校尉、偏將軍。[23]孫皓時，[24]有將帥之稱。吴平，爲鬱林、長沙二太守，[25]不就。[26]太康末卒。子陵字景高，[27]晋元帝之爲鎮東將軍，[28]命參軍事。[29]子延字思長，潁川太守，[30]始居縣東鄉之博陸里餘烏村。延子賀字子寧，桓沖南中郎參軍。[31]

[1]任：殿本同，汲古閣本作“位”。　零陵：郡名。治泉陵縣，在今湖南永州市。

[2]致黄龍芝草之瑞：當指《後漢書》卷三《章帝紀》所載“（建初五年）是歲，零陵獻芝草。有八黄龍見於泉陵”一事，李賢注引伏侯《古今注》曰：“見零陵泉陵湘水中，相與戲。其二大如馬，有角；六枚大如駒，無角。”

[3]仲高：《宋書》卷一〇〇《自序》作“滸字仲高”，本書避唐高祖李淵祖父李虎嫌名而行其字。

[4]安平：侯國名。治所在今河北安平縣。　相：官名。侯國的政務長官，職如縣令。

[5]河間：侯國名。治所在今河北獻縣。

[6]演之：沈演之。字臺真，吴興武康（今浙江德清縣）人。宋武帝時官至吏部尚書。本書卷三六、《宋書》卷六三有傳。　慶之：沈慶之。字弘先。累遷侍中、太尉、車騎大將軍，封始興郡公。本書卷三七、《宋書》卷七七有傳。　曇慶：沈曇慶。宋孝武

帝大明元年（457），爲徐州刺史。卒官祠部尚書。本書卷三四有附傳，《宋書》卷五四有傳。　懷文：沈懷文。字思明。官至侍中。本書卷三四、《宋書》卷八二有傳。

［7］茂才：東漢時爲避光武帝劉秀諱，改秀才爲茂才。

［8］州别駕從事史：官名。州的佐吏，因從刺史行部，别乘傳車，故稱“别駕”，位居州吏之首，州事無所不統，秩輕任重。

［9］廣陵：郡名。治廣陵縣，在今江蘇揚州市西北蜀岡上。

［10］毁瘁：指居喪過哀而憔悴。

［11］盛孝章：盛憲。字孝章。漢末名士。成語“不脛而走”的典故即源於其事迹。曾任吴郡太守，後因疾病辭官。孫策對當時名士深爲忌恨，盛孝章不得不外出避禍。孫策死後，孫權依然對盛孝章進行迫害。盛孝章與孔融友善，孔融知道他處境危急，特地寫了《論盛孝章書》，其中云：“珠玉無脛而自至者，以人好之也，況賢者之有足乎？”以此書向當時任司空的曹操推薦盛孝章。曹操接信後，當即徵孝章爲都尉。然徵命還未到，盛孝章已被孫權所害。

［12］黄中：古代以五色配五行五方，土居中，故爲黄爲中央正色。典出《易·坤》：“君子黄中通理，正位居體，美在其中，而暢於四支，發於事業，美之至也。”漢蔡邕《司空楊秉碑》：“非黄中純白，窮達一致，其惡能立功立事。”

［13］殄滅：滅絶。

［14］經術：以經書爲主要研究内容的學問。

［15］隱默：安静恬退。

［16］風操：風範操守。

［17］陸公紀：陸績。字公紀，吴郡吴（今江蘇蘇州市）人。《三國志》卷五七有傳。

［18］二府：漢代稱丞相與御史。《漢書》卷三六《劉向傳》：“今二府奏佞諂不當在位。”顔師古注引如淳曰：“二府，丞相、御史也。”《後漢書》卷四三《何敞傳》：“二府聞敞行，皆遣主者隨之。”　交辟：交相徵聘。

[19]公車：官署名。爲衛尉的下屬機構，設公車令，掌管宫殿司馬門的警衛。天下上事及徵召等事宜，經由此處受理。後以指此類官署。

[20]子曼字元禪：《宋書·自序》作"子憲字元禮"。

[21]左中郎：官名。即左中郎將。左、右、五官三中郎將之一，屬光禄勳，掌郎署。　新都：郡名。治始新縣，在今浙江淳安縣西北。　都尉：官名。郡守的軍事助手，掌佐郡守管軍事、治安。秩比二千石。　定陽侯：封爵名。定陽，在今浙江常山縣東南。

[22]吴朝：指三國時孫吴政權。

[23]立武校尉：官名。三國吴置，統兵武職。　偏將軍：官名。雜號將軍中地位較低者，僅高於裨將軍。

[24]孫皓：字元宗，吴郡富春（今浙江杭州市富陽區）人，吴大帝孫權之孫，吴文帝孫和之子。三國吴末代皇帝。《三國志》卷四八有紀。

[25]鬱林：郡名。治布山縣，在今廣西桂平市。　長沙：郡名。治臨湘縣，在今湖南長沙市。

[26]不就：不就職，謂不接受任命。

[27]子陵字景高：按，此句後《宋書·自序》有"太傅東海王越辟爲從事"一句，本書省。越即司馬越。西晋宗王，晋高密王泰次子。官至司徒、太傅，多擅威權，參與八王之亂。

[28]晋元帝：司馬睿。字景文，河内温（今河南温縣）人，晋宣帝司馬懿曾孫。東晋開國皇帝。《晋書》卷六有紀，《魏書》卷九六有傳。　鎮東將軍：官名。四鎮將軍之一。多持節都督，出鎮方面。晋三品。若爲持節都督，進爲二品。

[29]命參軍事：按，此句後《宋書·自序》有"徐馥作亂，殺吴興太守袁琇，陵討平之"，本書省。

[30]潁川太守：按，《宋書·自序》所載更爲詳細："桓温安西參軍、潁川太守"。桓温，字元子，譙國龍亢（今安徽懷遠縣）

人。晋明帝女婿。《晋書》卷九八有傳。潁川，郡名。治許昌縣，在今河南許昌市東。

[31]桓沖南中郎參軍：按，此句後《宋書·自序》有“圍袁真於壽陽，遇疾卒”，本書省。桓沖，字幼子，小字買德郎，譙國龍亢（今安徽懷遠縣）人，桓温之弟，桓玄之叔。《晋書》卷七四有附傳。南中郎參軍，官名。南中郎將屬官，掌參謀軍務。

賀子警字世明，惇篤有行業，學通《左氏春秋》，[1]家産累千金。[2]後將軍謝安命爲參軍，[3]甚相敬重。警内足於財，爲東南豪士，無進仕意，[4]謝病歸。[5]安固留不止，乃謂曰："沈參軍，卿有獨善之志，不亦高乎。”警曰："使君以道御物，前所以懷德而至，既無用佐時，故遂飲啄之願爾。"[6]還家積載，[7]以素業自娱。[8]前將軍王恭鎮京口，[9]與警有舊好，復引爲參軍。手書殷勤，苦相招致，不得已而應之。尋復謝去。子穆夫字彦和，少好學，通《左氏春秋》。王恭命爲前將軍主簿，[10]謂警曰："足下既執不拔之志，高卧東南，[11]故屈賢子共事，非吏職嬰之也。"[12]

[1]《左氏春秋》：《春秋左氏傳》，亦稱《左傳》。《左傳》是爲《春秋》作注解的一部史書，學界目前主流觀點認爲其作者爲春秋末年魯國的左丘明，與《公羊傳》《穀梁傳》合稱爲“春秋三傳”。記述從魯隱公元年（前722）至魯悼公十四年（前454）之事。

[2]家産累千金：按，此句後《宋書》卷一〇〇《自序》有“仕郡主簿”一句，本書省。

[3]謝安：字安石，陳郡陽夏（今河南太康縣）人。官至録尚

書事，都督中外諸軍事。《晋書》卷七九有傳。

[4]進仕：進身爲官。

[5]謝病：推託有病。

[6]飲啄：原義爲飲水啄食，引申爲吃喝，比喻自由自在地生活。《莊子·養生主》："澤雉十步一啄，百步一飲，不蘄畜乎樊中。"成玄英疏："飲啄自在，放曠逍遥，豈欲入樊籠而求服養！譬養生之人，蕭然嘉遁，唯適情於林籟，豈企羡於榮華！"

[7]積載：多年。

[8]素業：舊時多指儒業。

[9]前將軍：官名。前、後、左、右四將軍之一。晋三品。王恭：東晋將領。字孝伯，小字阿甯，太原晋陽（今山西太原市）人。《晋書》卷八四有傳。

[10]前將軍主簿：官名。即前將軍府主簿。與祭酒、舍人共主閣内事。

[11]高卧東南：比喻隱居不仕，生活安閑。

[12]嬰：糾纏，羈絆。

初，錢唐人杜炅字子恭，[1]通靈有道術，東土豪家及都下貴望並事之爲弟子，執在三之敬。[2]警累世事道，亦敬事子恭。子恭死，門徒孫泰、泰弟子恩傳其業，[3]警復事之。隆安三年，[4]恩於會稽作亂，自稱征東將軍，三吴皆響應。[5]穆夫在會稽，恩以爲餘姚令。[6]及恩爲劉牢之所破，[7]穆夫見害。先是穆夫宗人沈預與穆夫父警不協，至是告警及穆夫弟仲夫、任夫、預夫、佩夫，並遇害。唯穆夫子深子、雲子、田子、林子、虔子獲全。[8]田子、林子知名。

［1］錢唐：縣名。治所在今浙江杭州市。　杜炅：東晉道士。奉行五斗米道，有秘術，能爲人治病。事見《晉書》卷一〇〇《孫恩傳》。

［2］在三之敬：禮敬君、父、師。《國語·晋語一》："'民生於三，事之如一。'父生之，師教之，君食之。非父不生，非食不長，非教不知，生之族也，故一事之，唯其所在，則致死焉。"韋昭注："三，君、父、師也。"

［3］孫泰：字敬遠，孫恩叔父。世奉五斗米道，杜子恭死後，孫泰繼傳道法。後趁王恭之亂時，私合徒衆準備起事。事未發，爲司馬道子父子誘斬。事見《晉書·孫恩傳》。　恩：孫恩。字靈秀，琅邪臨沂（今山東臨沂市）人。東晋末五斗米道領袖和起義軍首領。晋安帝隆安三年（399）起兵反晋，後攻臨海郡失敗，跳海自殺。餘衆由妹夫盧循繼續領導，史稱"孫恩盧循之亂"。《晋書》卷一〇〇有傳。

［4］隆安：東晋安帝司馬德宗年號（397—401）。

［5］三吴：地區名。具體所指説法不一，大體分三類：一説指吴興（今浙江湖州市）、吴郡（今江蘇蘇州市）、會稽（今浙江紹興市）三郡地區；一説吴興、吴郡、丹陽（今江蘇南京市）三郡地區；一説吴興、吴郡、義興（今江蘇宜興市）三郡地區。《資治通鑑》卷九四《晋紀十六》成帝咸和三年胡三省注云："漢置吴郡；吴分吴郡置吴興郡；晋又分吴興、丹楊置義興郡，是爲三吴。酈道元曰：世謂吴郡、吴興、會稽爲三吴。杜佑曰：晋、宋之間，以吴郡、吴興、丹楊爲三吴。"錢大昕《廿二史考異》卷三六云："是時興宗爲會稽太守。三吴謂吴郡、吴興、會稽也（本《水經注》）。《王鎮之傳》：'時三吴饑荒，遣鎮之銜命賑恤，而會稽太守王愉不奉符旨。'會稽在三吴之中，明矣。"詳參王鳴盛《十七史商榷》卷四五《三吴》、卷五五《二吴》。

［6］餘姚：縣名。治所在今浙江餘姚市。

［7］劉牢之：字道堅，彭城（今江蘇徐州市）人。東晋北府兵

將領。《晉書》卷八四有傳。又按，《宋書》卷一〇〇《自序》後有“輔國將軍高素於山陰回踵埭執穆夫及僞吴郡太守陸環之、吴興太守丘尫，並見害，函首送京邑，事見《隆安故事》”，本書省。

[8]深子：《宋書·自序》作“淵子”，本書避唐高祖李淵諱改。

田子字敬光，從武帝剋京城，[1]進平建鄴，[2]參鎮軍事，封營道縣五等侯。帝北伐廣固，[3]田子領偏師與龍驤將軍孟龍符爲前鋒。[4]龍符戰没，田子力戰破之。及盧循逼都，[5]帝遣田子與建威將軍孫季高海道襲破廣州，[6]還除太尉參軍、淮陵内史，[7]賜爵都鄉侯。[8]義熙八年，[9]從討劉毅。[10]十一年，[11]從討司馬休之，[12]除振武將軍、扶風太守。[13]十二年，武帝北伐，田子與順陽太守傅弘之各領别軍，[14]從武關入，[15]屯據青泥。[16]姚泓將自禦大軍，[17]慮田子襲其後，欲先平田子，然後傾國東出。乃率步騎數萬，[18]奄至青泥。田子本爲疑兵，所領裁數百，欲擊之。傅弘之曰：“彼衆我寡，難可與敵。”田子曰：“師貴用奇，不必在衆。”弘猶固執，田子曰：“衆寡相傾，勢不兩立，若使賊圍既固，人情喪沮，事便去矣。及其未整，薄之必剋，[19]所謂先人有奪人之志也。”[20]便獨率所領，鼓譟而進。賊合圍數重，田子乃棄糧毁舍，躬勒士卒，前後奮擊，賊衆一時潰散，所殺萬餘人，得泓僞乘輿服御。武帝表言其狀。[21]長安既平，武帝讌于文昌殿，舉酒賜田子曰：“咸陽之平，卿之功也，即以咸陽相賞。”即授咸陽、始平二郡太守。[22]

［1］武帝：南朝宋武帝劉裕。　京城：此處當指京口城，在今江蘇鎮江市。

［2］建鄴：即建康，在今江蘇南京市。三國吴，東晋，南朝宋、齊、梁、陳六代京師之地。西晋建興元年（313），因避愍帝司馬鄴諱，改爲建康。《太平寰宇記》卷九〇《江南東道二・昇州》引《金陵記》云："梁都之時，城中二十八萬餘户。西至石頭城，東至倪塘，南至石子岡，北過蔣山，東西南北各四十里。"該城相關邊界考證，參見張學鋒《南朝建康的都城空間與葬地》(《中華文史論叢》2019年第3期)。

［3］廣固：地名。南燕都城，在今山東青州市。

［4］龍驤將軍：官名。名號將軍。晋三品。　孟龍符：平昌安丘（今山東安丘市）人，世居京口（今江蘇鎮江市）。本書卷一七、《宋書》卷四七有附傳。

［5］盧循：字于先，小字元龍，范陽涿（今河北涿州市）人。東漢名儒盧植之後。繼孫恩之後爲五斗米道起兵統帥。《晋書》卷一〇〇有傳。

［6］孫季高：孫處。字季高，會稽永興（今浙江杭州市蕭山區）人。本書卷一七、《宋書》卷四九有傳。　廣州：治番禺縣，在今廣東廣州市。

［7］淮陵：郡名。治淮陵縣，在今安徽明光市東北。

［8］都鄉侯：封爵名。都鄉，在今河南新野縣。

［9］義熙：東晋安帝司馬德宗年號（405—418）。

［10］劉毅：字希樂，小字盤龍，彭城沛（今江蘇沛縣）人。北府兵將領。《晋書》卷八五有傳。

［11］十一：汲古閣本、殿本作"十"。《宋書》卷一〇〇《自序》作"十一"，當以"十一"爲是。

［12］司馬休之：字季預，河内温（今河南温縣）人。後逃奔後秦。秦滅亡後，向北魏請降。《晋書》卷三七有附傳，《魏書》卷三七、《北史》卷二九有傳。

[13]振武將軍：官名。將軍名號。晋四品。　扶風：郡名。治池陽縣，在今陝西涇陽縣西北。

[14]順陽：郡名。治南鄉縣，在今河南淅川縣南。　傅弘之：字仲度，北地泥陽（今陝西銅川市耀州區）人。本書卷一六、《宋書》卷四八有傳。

[15]武關：關隘名。在今陝西商洛市丹江北岸。

[16]青泥：青泥關。在今陝西藍田縣，後改名藍田關。

[17]姚泓：字元子，京兆長安（今陝西西安市）人，姚興長子。羌族首領，十六國時期後秦末代皇帝。《晋書》卷一一九有載記。

[18]步騎數萬：《資治通鑑》卷一一八《晋紀四十》安帝義熙十三年同，《宋書·自序》作“步軍數萬”。

[19]薄：逼近，迫近。《楚辭·九章·涉江》：“腥臊並御，芳不得薄兮。”洪興祖補注：“薄，迫也，逼近之意。”

[20]奪人之志：意即先聲奪人。先張揚自己的聲勢以壓倒對方。出自《左傳》文公七年：“宣子曰：‘我若受秦，秦則賓也；不受，寇也。既不受矣，而復緩師，秦將生心。先人有奪人之心，軍之善謀也。’”

[21]武帝表言其狀：《宋書·自序》載表云：“參征虜軍事、振武將軍、扶風太守沈田子，率領勁鋭，背城電激，身先士卒，勇冠戎陳，奮寡對衆，所向必摧，自辰及未，斬馘千數。泓喪旗棄衆，奔還霸西，咸陽空盡，義徒四合，清蕩餘燼，勢在跂踵。”此爲本書删削處。

[22]咸陽：郡名。治長陵城，在今陝西咸陽市。　始平：郡名。治槐里縣，在今陝西興平市東南。

大軍既還，桂陽公義真留鎮長安，[1]以田子爲安西中兵參軍、龍驤將軍、始平太守。[2]時赫連勃勃來寇，[3]

田子與安西司馬王鎮惡俱出北地禦之。[4]初，武帝將還，田子及傅弘之等並以鎮惡家在關中，[5]不可保信，屢言之。帝曰："今留卿文武將士、精兵萬人，彼若欲爲不善，政足自滅耳。[6]勿復多言。"及俱出北地，論者謂鎮惡欲盡殺諸南人，[7]以數十人送義真南還，因據關中反叛。田子乃於弘之營内請鎮惡計事，使宗人敬仁於坐殺之，率左右數十人自歸義真。長史王脩收殺田子於長安稾倉門外，[8]是歲十四年正月十五日也。武帝表天子以田子卒發狂易，[9]不深罪也。

[1]桂陽公義真：劉義真。小字車士，宋武帝次子，宋少帝異母弟，宋文帝異母兄。本書卷一三、《宋書》卷六一有傳。桂陽，郡名。治郴縣，在今湖南郴州市。　長安：地名。在今陝西西安市。

[2]安西中兵參軍：官名。即安西將軍府中兵參軍。

[3]赫連勃勃：《宋書》卷一〇〇《自序》作"佛佛"，即是赫連勃勃。字屈孑，朔方郡朔方縣（今陝西靖邊縣）人。匈奴左賢王劉衛辰與前秦公主苻氏之子。十六國時期胡夏開國皇帝。《晋書》卷一三〇有載記。

[4]安西司馬：官名。即安西將軍府司馬。府中高級幕僚，參贊軍務，管理府中武職，位次長史。　王鎮惡：北海劇（今山東壽光市）人，前秦丞相王猛之孫。本書卷一六、《宋書》卷四五有傳。　北地：郡名。治所在今陝西銅川市耀州區。

[5]關中：地區名。指四關之内，即東潼關、西散關（大震關）、南武關（藍關）、北蕭關之内。現關中地區位於今陝西省中部，包括西安、寶雞、咸陽、渭南、銅川、楊凌五市一區。

[6]政：通"正"。

[7]南人：南朝政權之人。

[8]王脩：字叔治，京兆霸城（今陝西西安市東北）人。事見《宋書》卷六一《廬陵孝獻王義真傳》。

[9]卒：通“猝”。突然。　狂易：精神失常，疏狂輕率。《漢書》卷九七下《孝元馮昭儀傳》：“由素有狂易病。”顔師古注：“狂易者，狂而變易常性也。”

林子字敬士，少有大度，年數歲，隨王父在京口，王恭見而奇之，曰“此兒王子師之流也”。[1]嘗與衆人共見遺寶，咸争趨之，林子直去不顧。年十三，遇家禍，既門陷祆黨，兄弟並應從誅，而沈預家甚彊富，志相陷滅，林子兄弟沈伏山澤，無所投厝。[2]會孫恩屢出會稽，武帝致討，林子乃自歸陳情，率老弱歸罪請命，因流涕哽咽，三軍爲之感動。帝甚奇之，乃載以别船，遂盡室移京口，帝分宅給焉。

[1]王子師：王允。字子師，太原祁（今山西祁縣）人。曾密謀刺死董卓，聯合吕布共同執政。《後漢書》卷六六有傳。

[2]“年十三”至“無所投厝”：按，此處本書多有删節《宋書》卷一〇〇《自序》處，致語意難明。

林子博覽衆書，留心文義，從剋京城，進平都邑。時年十八，身長七尺五寸。沈預慮林子爲害，常被甲持戈，[1]至是林子與兄田子還東報讎。五月夏節日至，預政大集會，子弟盈堂。[2]林子兄弟挺身直入，斬預首，男女無論長幼悉屠之，以預首祭父祖墓。[3]及帝爲揚州,[4]辟爲從事，領建熙令,[5]封資中縣五等侯。[6]從伐慕容超,[7]平盧循，並著軍功。後從征劉毅，參太尉軍事。[8]復從討司馬休之。武帝每征討，林子輒推鋒居前。[9]時賊黨郭亮之招集蠻、晋,[10]屯據武陵,[11]武陵太守王鎮惡出奔。[12]林子率軍討之，斬亮之於七里澗而納鎮惡。武陵既平，復討魯軌於石城,[13]軌棄衆走襄陽,[14]復追躡之。襄陽既定，權留守江陵。[15]

[1]被甲持戈：指處於高度戒備狀態。被，殿本同，汲古閣本作“披”。

[2]盈：滿。

[3]以預首祭父祖墓：按，《宋書》卷一〇〇《自序》此句後有“仍爲本郡所命，劉毅又板爲冠軍參軍，並不就。林子以家門荼蓼，無復仕心，高祖敦逼，至彌年不起”，本書刪削。

[4]揚州：州名。治建康縣，在今江蘇南京市。

[5]建熙：縣名。《宋書·州郡志》未載此縣。按，史爲樂《中國歷史地名大辭典》（中國社會科學出版社 2005 年版）亦不見記載。

[6]資中：縣名。治所在今四川資陽市。

[7]慕容超：字祖明，昌黎棘城（今遼寧義縣）人，鮮卑族。前燕文明帝慕容皝之孫，南燕獻武帝慕容德之侄。南燕末代皇帝。《晋書》卷一二八有載記。

[8]參太尉軍事：官名。即太尉府參軍事。時劉裕任太尉。

[9]推鋒：《宋書·自序》作“摧鋒”。

[10]蠻、晋：此語較難索解，若將“晋”理解爲晋人，似可解。《宋書·自序》作“蠻衆”，則較此義更爲直白，但其含括則少。

[11]武陵：郡名。治臨沅縣，在今湖南常德市。

［12］武陵太守：據《宋書》卷四五《王鎮惡傳》，爲“武陵内史”。

［13］魯軌：字象齒，扶風郿（今陝西眉縣）人。初仕東晋，後奔後秦，再投北魏。《宋書》卷七四有傳。

［14］襄陽：郡名。治襄陽縣，在今湖北襄陽市。

［15］江陵：縣名。荆州治所。在今湖北荆州市荆州區。

武帝伐姚泓，復參征西軍事，加建武將軍，[1]統軍爲前鋒，從汴入河。[2]僞并州刺史、河東太守尹昭據蒲坂，[3]林子於陝城與冠軍檀道濟同攻蒲坂，[4]龍驤王鎮惡攻潼關。[5]姚泓聞大軍至，遣僞東平公姚紹争據潼關。[6]林子謂道濟曰："潼關天岨，所謂形勝之地。鎮惡孤軍，勢危力屈，若使姚紹據之，則難圖也。及其未至，當并力争之。若潼關事捷，尹昭可不戰而服。"道濟從之。及至，紹舉關右之衆，[7]設重圍，圍林子及道濟、鎮惡等。道濟議欲度河避其鋒，或欲棄捐輜重還赴武帝。林子按劍曰："下官今日之事，自爲將軍辦之。然二三君子或同業艱難，或荷恩罔極，[8]以此退撓，[9]亦何以見相公旗鼓邪。"[10]塞井焚舍，示無全志。率麾下數百人，犯其西北。紹衆小靡，[11]乘其亂而薄之，紹乃大潰，俘虜以千數，悉獲紹器械資實。時諸將破賊皆多其首級，而林子獻捷書至，每以實聞。武帝問其故，林子曰："夫王者之師，本有征無戰，豈可復增張虜獲，[12]以示誇誕。昔魏尚以盈級受罰，[13]此亦後乘之良轍也。"[14]武帝曰："乃所望於卿也。"

[1]建武將軍：官名。東漢末曹操置，晋沿置。晋四品。

[2]從汴入河：汴指汴水，河即黄河。

[3]并州：州名。治晋陽縣，在今山西太原市西南。　河東：郡名。治蒲坂縣，在今山西永濟市蒲州鎮。　蒲坂：縣名。治所在今山西永濟市蒲州鎮。

[4]冠軍：官名。即冠軍將軍。名號將軍。晋三品。　檀道濟：高平金鄉（今山東嘉祥縣）人。本書卷一五、《宋書》卷四三有傳。

[5]潼關：關名。在今陝西潼關縣東北。

[6]東平：郡名。治無鹽縣，在今山東東平縣。　姚紹：南安赤亭（今甘肅隴西縣）人，姚興的叔父。十六國時期後秦宗室。後秦建立時，封東平公。

[7]關右：關西。在地理上古人以西爲右。指潼關、函谷關以西，今河南靈寶市函谷關以西。

[8]荷恩罔極：蒙受恩惠没有窮盡。

[9]退撓：退縮，退敗。

[10]相公：指劉裕。時劉裕封相國，故稱相公。

[11]靡：散亂，倒下。

[12]虜獲：《宋書》卷一〇〇《自序》作“虚獲”。

[13]魏尚以盈級受罰：按，此句前《宋書·自序》有“國淵以事實見賞”句，本書删削。魏尚事出《漢書》卷五〇《馮唐傳》：魏尚在漢文帝時擔任雲中太守，因上報的殺敵數字與實際不符，被削職查辦。馮唐認爲對其處理不當，向文帝直諫，最終文帝派馮唐持節赦免魏尚。

[14]後乘之良轍：乘爲車輛，轍爲車輪壓出的痕迹。意爲爲後來者樹立規範，提供參照。

初，紹退走，還保定城，[1]留僞武衛將軍姚鸞精兵守嶮，[2]林子銜枚夜襲，[3]即屠其城，劓鸞而坑其衆。[4]

紹復遣撫軍將軍姚讚將兵屯河上，[5]林子連破之。紹又遣長史姚伯子等屯據九泉，[6]憑河固險，[7]以絶糧援。武帝復遣林子累戰大破之，即斬伯子，所俘獲悉以還紹，使知王師之弘。紹志節沈勇，[8]林子每戰輒勝，白武帝曰："姚紹氣蓋關右而力以勢屈，但恐凶命先盡，不得以釁齊斧爾。"[9]尋紹疽發背死。武帝以林子之驗，乃賜書嘉美之。於是讚統後軍復襲林子，林子禦之，連戰皆捷。

[1]定城：地名。在今陝西華陰市東。

[2]武衛將軍：官名。三國魏置，掌宿衛禁軍。十六國後秦亦置。

[3]銜枚：古時行軍，常令士兵口中叼横枚，防止説話出聲，被敵方發覺。枚，像筷子的東西，兩頭有帶，可以繫在脖子上。

[4]劓：割掉鼻子的酷刑。

[5]撫軍將軍：官名。與中軍、鎮軍將軍位比四鎮將軍，亦授予出鎮地方的寵臣。

[6]紹又遣長史姚伯子等屯據九泉：《宋書》卷一〇〇《自序》此處所載較詳："紹又遣長史領軍將軍姚伯子、寧朔將軍安鸞、護軍姚默騾、平遠將軍河東太守唐小方率衆三萬"云云。《宋書》中華本校勘記云："'姚伯子'《通鑑》作'姚洽'。'姚默騾'本書《武帝紀》同。《晋書·載記》《通鑑》作'姚墨蠡'。'九泉'《通鑑》作'九原'。"

[7]憑河：徒步涉水渡河。

[8]沈：通"沉"。汲古閣本同，殿本作"沉"。

[9]齊斧：齊，通"資"。利斧。借指象徵帝王權力的黄鉞。

帝至閿鄉，[1]姚泓掃境内兵屯嶢柳。[2]時田子自武關北入，[3]屯軍藍田，[4]泓自率大衆攻之。[5]帝慮衆寡不敵，遣林子步自秦嶺以相接援。[6]比至，泓已破走。田子欲窮追，進取長安，林子止之曰："往取長安，如指掌爾。復剋賊城，便爲獨平一國，不賞之功也。"[7]田子乃止。

[1]閿鄉：地名。在今河南靈寶市。

[2]嶢柳：城名。在今陝西藍田縣。

[3]武關：關名。在今陝西商南縣西北，爲關東通往關中的重要關口。

[4]藍田：縣名。治所在今陝西藍田縣西。

[5]泓：殿本同，汲古閣本作"弘"。

[6]秦嶺：山脉名。即今秦嶺山脉，中國地理南北分界山脉。

[7]不賞之功：形容功勞極大。出自《史記》卷九二《淮陰侯列傳》："臣聞勇略震主者身危，而功蓋天下者不賞。"

林子威震關中，豪右望風請附。[1]帝以林子、田子綏略有方，頻賜書褒美，并令深慰納之。長安既平，姚氏十餘萬口西奔隴上，[2]林子追討至寡婦水，[3]轉鬬至槐里。[4]大軍東歸，林子領水軍於石門以爲聲援。[5]還至彭城，[6]帝令林子差次勳勤，[7]隨才授用。

[1]豪右：富豪家族，世家大户。《後漢書》卷二《明帝紀》："濱渠下田，賦與貧人，無令豪右得固其利。"李賢注："豪右，大家也。"

[2]隴上：指今陝北、甘肅及其以西一帶地方。

[3]寡婦水：又名寡婦渡。在今甘肅慶陽市。

［4］槐里：縣名。治所在今陝西興平市。十六國時後秦姚興於此稱帝。

［5］石門：古關口。在今陝西漢中市西北褒城鎮北褒谷口。

［6］彭城：郡名。治彭城縣，在今江蘇徐州市。

［7］差次：分别等級次序。

文帝出鎮荆州，[1]議以林子及謝晦爲蕃佐。[2]帝曰："吾不可頓無二人，林子行則晦不宜出。"乃以林子爲西中郎中兵參軍，[3]領新興太守。[4]林子以行役久，士有歸心，乃深陳事宜。并言："聖王所以戒慎祗肅，[5]非以崇威立武，寔乃經國長甿。[6]宜廣建蕃屏，崇嚴宿衛。"武帝深相訓納。俄而謝翼謀反，帝歎曰："林子之見，何其明也。"

［1］文帝：南朝宋文帝劉義隆。小字車兒，宋武帝第三子。本書卷二、《宋書》卷五有紀。　荆州：州名。治江陵縣，在今湖北荆州市荆州區。

［2］謝晦：字宣明，陳郡陽夏（今河南太康縣）人。本書卷一九、《宋書》卷四四有傳。　蕃佐：亦作"藩佐"。屏藩輔助之人。

［3］西中郎：官名。西中郎將之省稱。東、西、南、北四中郎將之一，爲統兵將領和鎮守方面的大員。南朝多以宗室諸王擔任，地位頗高。　中兵參軍：官名。掌將軍之親兵中兵曹。

［4］新興：郡名。治所在今甘肅武山縣西北。

［5］戒慎：警惕謹慎。　祗肅：恭謹而嚴肅。

［6］寔乃經國長甿：《宋書》卷一〇〇《自序》作"實乃經國長民"。

文帝進號鎮西，[1]隨府轉，加建威將軍、河東太守。[2]時武帝以方隅未静，[3]復欲親戎，林子固諫。帝答曰："吾輒當不復自行。"帝踐祚，[4]以佐命功，封漢壽縣伯，[5]固讓不許。永初三年卒，[6]追贈征虜將軍。[7]元嘉二十五年，[8]謚曰懷。[9]少子璞嗣。[10]

[1]鎮西：官名。鎮西將軍之省稱。多授出鎮大臣，品位較高，與鎮東、南、北將軍合稱四鎮。晉三品。

[2]建威將軍：官名。西漢末置，晉沿置。南朝爲五威將軍之一。晉四品。

[3]方隅：四方和四隅。借指邊疆。

[4]踐祚：即位，登基。祚，汲古閣本同，殿本作"阼"。

[5]漢壽：縣名。治所在今湖南常德市東北。

[6]永初：南朝宋武帝劉裕年號（420—422）。

[7]征虜將軍：官名。武官名號，也可作爲高級文官加號。宋三品。

[8]元嘉：南朝宋文帝劉義隆年號（424—453）。

[9]懷：按，《謚法》："慈仁短折曰懷。"

[10]少子璞嗣：中華本校勘記云："《宋書》'子邵嗣，邵子道輝卒，子侃嗣，侃卒，子整應襲爵，齊受禪，國除'是璞未嘗嗣林子封爵。"可從。

璞字道真，[1]童孺時神意閑審。[2]文帝召見奇璞應對，謂林子曰："此非常兒也。"初除南平王左常侍，[3]文帝引見，謂之曰："吾昔以弱年出蕃，卿家以親要見輔，今日之授，意在不薄。王家之事，一以相委。勿以國官乖清塗爲罔罔也。"[4]元嘉十七年，始興王濬爲揚州刺史，[5]寵愛殊異，以爲主簿。時順陽范曅爲長史行州事，[6]曅性頗疏，文帝謂璞曰："范曅性疏，必多不同，卿腹心所寄，當密以在意。彼行事，其實卿也。"璞以任遇既深，所懷輒以密啓，每至施行，必從中出。曅政謂聖明留察，[7]故深更恭慎，而莫見其際也。在職八年，[8]神州大寧，又無謗黷，[9]璞有力焉。二十二年，范曅坐事誅，[10]時濬雖曰親覽，州事一以付璞。濬年既長，璞固求辭事。以璞爲濬始興國大農，[11]累遷淮南太守。[12]

[1]璞字道真：按，《宋書》卷一〇〇《自序》此句後有"林子少子也"句，本書删削，可能是爲了避免前述"少子璞嗣"與《宋書》記載的矛盾。

[2]閑審：閑，通"嫻"。文雅謹慎。

[3]南平王：封爵名。此處指劉鑠。字休玄，宋文帝第四子。本書卷一四、《宋書》卷七二有傳。南平，郡名。治江安縣，在今湖北公安縣西北。　左常侍：官名。王國左常侍，掌侍從諸王，規諫過失。

[4]勿以國官乖清塗爲罔罔也：按，此語意在安撫沈璞，因爲當時以王國官爲濁途，秩級相同也視爲低一級，宋文帝以此相告，説明自己對沈璞的重視，告訴他不要因表面現象而心中不快。塗，殿本同，汲古閣本作"途"。

[5]始興王濬：劉濬。字休明，小字虎頭，宋文帝次子，母親爲潘淑妃。封始興王。文帝元嘉三十年（453）與劉劭發動政變，弑文帝，後被孝武帝斬首。本書卷一四、《宋書》卷九九有傳。始興，郡名。治曲江縣，在今廣東韶關市東南。

[6]范曅：字蔚宗，順陽（今河南淅川縣）人。《後漢書》作

者。本書卷三三有附傳，《宋書》卷六九有傳。

［7］政：通“正”。

［8］在職八年：按，此處“八年”有疑義。丁福林《宋書校議》云：“今考本書《文帝紀》《二凶傳》，始興王濬以元嘉十七年十二月爲揚州刺史，至元嘉二十六年十二月改爲南徐兖二州刺史。沈璞爲始興主簿，在職乃十年（實爲九年），非八年。下文云‘二十二年，范曄坐事誅，於時濬雖曰親覽，州事一以付璞’，自十七年至二十二年，首尾六年，亦非八年。此‘八年’，不知何指。”（上海古籍出版社2002年版，第411頁）

［9］又無謗讟：中華本改“又”作“人”，其校勘記云：“《宋書》作‘民’，此避唐諱作‘人’而訛爲‘又’，今改正。”可從。

［10］范曄坐事誅：宋文帝元嘉二十二年范曄因欲擁立彭城王劉義康事，事敗被殺。

［11］始興國大農：官名。王國官屬三卿之一，主管農事。宋六品。

［12］淮南：郡名。僑治江南，後割于湖爲境，在今安徽當塗縣。

三十年，元凶弒立，[1]璞以奉迎之晚見殺。[2]有子曰約，其制自序大略如此。

［1］元凶：劉劭。字休遠，宋文帝長子。文帝元嘉三十年（453）聯合始興王劉濬發動政變，弒父自立爲帝，改元太初。武陵王劉駿率軍討伐，兵敗被殺，在位僅三個月。本書卷一四、《宋書》卷九九有傳。

［2］璞以奉迎之晚見殺：按，《宋書》卷一〇〇《自序》所載較詳：“先是，琅邪顔竣欲與璞交，不酬其意，竣以致恨。及世祖將至都，方有讒説以璞奉迎之晚，横罹世難，時年三十八。”

约十三而遭家難，[1]潛竄，會赦乃免。既而流寓孤貧，[2]篤志好學，晝夜不釋卷。母恐其以勞生疾，常遣減油滅火。[3]而晝之所讀，夜輒誦之，遂博通群籍，善屬文。[4]濟陽蔡興宗聞其才而善之，[5]及爲郢州，[6]引爲安西外兵參軍，[7]兼記室。[8]興宗常謂其諸子曰："沈記室人倫師表，宜善師之。"及爲荆州，又爲征西記室，[9]帶闕西令。[10]

［1］約十三而遭家難：指宋文帝元嘉三十年（453），文帝長子劉劭弑立，沈璞以奉迎之晚見殺一事。

［2］流寓：流落他鄉居住。

［3］減油滅火：火，此處指燈。少添燈油，早點熄燈。

［4］屬文：連綴字句成文。即撰寫文章。

［5］濟陽：郡名。治濟陽縣，在今河南蘭考縣東北。　蔡興宗：字興宗，濟陽考城（今河南民權縣）人。本書卷二九、《宋書》卷五七有附傳。

［6］郢州：州名。治夏口城，在今湖北武漢市武昌區。

［7］安西：官名。安西將軍的省稱。與安東、安南、安北將軍合稱四安將軍。爲出鎮方面的軍事長官，或作爲刺史兼理軍務的加官。權任頗重。宋三品。　外兵參軍：官名。諸公軍府屬官。掌本府軍隊政令。宋七品。

［8］記室：官名。記室參軍的省稱。諸公軍府屬官，掌文書。宋七品。

［9］征西：官名。征西將軍的省稱。與征東、征南、征北將軍合稱四征將軍。多爲持節都督，出鎮方面，權任頗重。宋三品。

［10］帶：官制術語。帶其官號、俸禄而不理其職事。　闕西：李慈銘《南史札記》："厥西縣，宋齊皆屬荆州南義陽郡。《梁書》作闕西。考齊雖有闕西縣，屬司州隨郡。約爲荆州掾屬，不應帶司

州縣令也。闕爲厥之誤，更由闕訛關。”中華本據此改作“厥西”。可從。

齊初爲征虜記室，帶襄陽令，所奉主即齊文惠太子。[1]太子入居東宫，爲步兵校尉，[2]管書記，直永壽省，[3]校四部圖書。[4]時東宫多士，約特被親遇，每旦入見，景斜方出。[5]時王侯到宫或不得進，約每以爲言。太子曰："吾生平嬾起，是卿所悉，得卿談論，然後忘寢。卿欲我夙興，[6]可恒早入。”遷太子家令。[7]後爲司徒右長史、黄門侍郎。[8]時竟陵王招士，[9]約與蘭陵蕭琛、琅邪王融、陳郡謝朓、南郡范雲、樂安任昉等皆游焉。[10]當世號爲得人。

[1]齊文惠太子：蕭長懋。字雲喬，小字白澤，齊武帝長子，鬱林王蕭昭業父。謚號文惠。齊初官征虜將軍、雍州刺史。《南齊書》卷二一有傳。

[2]步兵校尉：官名。即太子步兵校尉。東宫三校之一，掌東宫宿衛營兵。

[3]永壽省：南朝齊所置收藏圖書之所，在京師建康宫城内。

[4]四部圖書：此處當指甲、乙、丙、丁四部圖書。西晋荀勖與張華整理典籍，編成《中經新簿》，分甲、乙、丙、丁四部，其中甲部記六藝及小學，乙部是古諸子家、近世子家、兵書、兵家、術數，丙部録有史記、皇覽簿、雜事，丁部則收詩賦、圖贊、汲冢書，由此創立四部書目分類體系。至東晋時，李充編《晋元帝四部書目》便依荀勖的四部書目分類體系，不過改史書爲乙部，諸子爲丙部，從而正式確立了四部排列順序。至唐貞觀年間，魏徵等編撰《隋書·經籍志》，始將甲、乙、丙、丁四部名稱换成經、史、

子、集。

[5]景斜：景，通“影”。指日暮西斜時分。

[6]夙興：早起。

[7]太子家令：官名。東宫屬官。掌東宫刑獄、錢穀、飲食等。員一人。宋五品。齊官品不詳。《隋書·百官志上》:“家令，自宋、齊已來，清流者不爲之。”

[8]司徒右長史：官名。司徒府屬官。與左長史分掌本府官吏。齊官品不詳。　黄門侍郎：官名。給事黄門侍郎之省稱。門下省次官。與侍中俱掌門下衆事，侍從左右，關通中外。職任顯要。齊官品不詳。

[9]竟陵王：蕭子良。字雲英，齊武帝次子。本書卷四四、《南齊書》卷四〇有傳。

[10]蘭陵蕭琛：字彦瑜，南蘭陵（今江蘇常州市武進區）人。“竟陵八友”之一。本書卷一八有附傳，《梁書》卷二六有傳。　琅邪王融：字元長，琅邪臨沂（今山東臨沂市）人，東晋宰相王導六世孫。“竟陵八友”之一。本書卷二一有附傳，《南齊書》卷四七有傳。　陳郡謝朓：字玄暉，陳郡陽夏（今河南太康縣）人。與“大謝”謝靈運同族，世稱“小謝”。“竟陵八友”之一。本書卷一九有附傳，《南齊書》卷四七有傳。　南郡：中華本據《梁書》卷一三《沈約傳》改爲“南鄉”。可從。　樂安任昉：字彦升（《梁書》作“彦昇”），小字阿堆，樂安博昌（今山東博興縣）人。“竟陵八友”之一。本書卷五九、《梁書》卷一四有傳。

隆昌元年，[1]除吏部郎，[2]出爲東陽太守。[3]齊明帝即位，[4]徵爲五兵尚書，[5]遷國子祭酒。[6]明帝崩，政歸冢宰，尚書令徐孝嗣使約撰定遺詔。[7]永元中，[8]復爲司徒左長史，[9]進號征虜將軍、南清河太守。[10]

[1]隆昌：南朝齊鬱林王蕭昭業年號（494）。

[2]吏部郎：官名。尚書省吏部曹長官。爲諸曹郎之首，佐吏部尚書掌官吏銓選、任免等。齊官品不詳。梁十一班。

[3]東陽：郡名。治長山縣，在今浙江金華市。

[4]齊明帝：蕭鸞。字景栖，小字玄度，齊高帝侄。本書卷五、《南齊書》卷六有紀。

[5]五兵尚書：官名。尚書省列曹尚書之一，掌軍事行政。齊官品不詳。梁十三班。

[6]國子祭酒：官名。主管國子學，参議禮制，隸太常。

[7]徐孝嗣：字始昌，小字遺奴，東海郯（今山東郯城縣）人。本書卷一五有附傳，《南齊書》卷四四有傳。　遺詔：遺詔的具體内容，見《南齊書》卷六《明帝紀》。

[8]永元：南朝齊東昏侯蕭寶卷年號（499—501）。

[9]司徒左長史：官名。司徒府僚屬之長，位在右長史之上，與右長史共佐司徒掌府事。齊官品不詳。梁十二班。

[10]南清河：郡名。江左虛置，屬南徐州，領冀州郡。無實土。

初，梁武在西邸，[1]與約游舊。建康城平，[2]引爲驃騎司馬。[3]時帝勳業既就，天人允屬。[4]約嘗扣其端，帝默然而不應。佗日又進曰："今與古異，不可以淳風期萬物。士大夫攀龍附鳳者，[5]皆望有尺寸之功，以保其福禄。今童兒牧豎悉知齊祚之終，且天文人事表革運之徵，永元以來，尤爲彰著。讖云，[6]'行中水，作天子'。[7]此又歷然在記。天心不可違，人情不可失。"帝曰："吾方思之。"約曰："公初起兵樊、沔，[8]此時應思。今日王業已就，何所復思。昔武王伐紂，[9]始入人便曰吾君。[10]武王不違人意，亦無所思。公自至京邑，已移氣序，比於周武，遲速不同。若不早定大業，稽天人之望，脱一人立異，便損威德。且人非金石，時事難保，豈可以建安之封，[11]遺之子孫。若天子還都，公卿在位，則君臣分定，無復異圖。君明於上，臣忠於下，豈復有人方更同公作賊。”帝然之。[12]約出，召范雲告之，雲對略同約旨。帝曰：“智者乃爾暗同，[13]卿明早將休文更來。”[14]雲出語約，約曰：“卿必待我。”雲許諾。而約先期入，帝令草其事。[15]約乃出懷中詔書并諸選置，帝初無所改。俄而雲自外來，至殿門不得入，徘徊壽光閣外，但云“咄咄”。[16]約出，雲問曰：“何以見處？”約舉手向左，[17]雲笑曰：“不乖所望。”有頃，帝召雲謂曰：“生平與沈休文群居，不覺有異人處，今日才智縱横，可謂明識。”雲曰：“公今知約，不異約今知公。”帝曰：“我起兵於今三年矣，功臣諸將寔有其勞，然成帝業者乃卿二人也。”

[1]梁武：梁武帝蕭衍。字叔達，小字練兒。南朝梁開國皇帝。本書卷六、七，《梁書》卷一至卷三有紀。　西邸：齊竟陵王蕭子良别邸。在雞籠山（今江蘇南京市雞鳴山），是蕭子良與諸文士講經説佛、文酒賞會之所。

[2]建康城平：南朝齊東昏侯永元二年（500）蕭衍起兵攻討東昏侯，擁戴蕭寶融稱帝，次年攻陷建康。

[3]驃騎：官名。驃騎大將軍之省稱。時蕭衍任此職。　司馬：官名。諸公軍府屬官。掌本府武官。

[4]允屬：認可，歸屬。

［5］攀龍附鳳：比喻巴結、投靠有權勢的人。漢揚雄《法言·淵騫》："攀龍鱗，附鳳翼。"

［6］讖：預言吉凶得失的文字、圖記。

［7］行中水：對應"衍"字。以此附會蕭衍稱帝。

［8］樊、沔：樊城、沔水。因其皆近襄陽，故此處用以代指襄陽。

［9］武王伐紂：周武王姬發率周與各諸侯聯軍討伐商王帝辛（紂），最終滅商建周。

［10］始入人便曰吾君：《太平御覽》卷二七六引《六韜》曰："兵入殷郊，見太公，曰：'是吾新君也。'而商容曰：'非也。其人虎據而鷹峙，威怒自副，見利欲發，進不顧前。'後見武王，曰：'是新君也，見敵不怒。'"是説周武王伐紂入商國，商國百姓觀周師之入，見武王至，咸曰："是吾新君也。"

［11］建安之封：當時蕭衍受封建安王。建安，郡名。治建安縣，在今福建建甌市。

［12］然：常作表示肯定的答語。

［13］暗同：猶暗合。没有經過商討而意思恰巧相合。

［14］將：與、和。　更：再次。

［15］草其事：草其事即指起草相關文書。事，指文書。參周一良《南史札記》"事"條（《魏晋南北朝史札記》，中華書局1985年版，第456—460頁）。

［16］咄咄：表示吃驚，形容氣勢洶洶，使人難堪。

［17］舉手向左：表示處范雲以尚書左僕射官職。

梁臺建，[1]爲散騎常侍、吏部尚書，[2]兼右僕射。[3]及受禪，[4]爲尚書僕射，[5]封建昌縣侯。又拜約母謝爲建昌國太夫人。[6]奉策之日，[7]吏部尚書范雲等二十餘人咸來致拜，朝野以爲榮。俄遷右僕射。[8]天監二年，[9]遭母憂，[10]輿駕親出臨弔，以約年衰，不宜致毁，[11]遣中書舍人斷客節哭。[12]起爲鎮軍將軍、丹楊尹，[13]置佐史。服闋，[14]遷侍中、右光禄大夫，[15]領太子詹事，[16]奏尚書八條事。[17]遷尚書令，累表陳讓，改授左僕射，領中書令。[18]尋遷尚書令，領太子少傅。[19]九年，轉左光禄大夫。[20]

[1]梁臺建：指齊和帝中興二年（502）二月蕭衍受封梁公，建臺治事。臺，官署。

[2]散騎常侍：官名。三國魏文帝黄初初年置散騎，合於中常侍，謂之散騎常侍。南朝宋以後，以掌侍從左右及圖書文翰爲主，地位低於前代。齊官品不詳。梁初三品，後爲十二班。　吏部尚書：官名。尚書省吏部長官。掌官吏銓選、任免，職任顯要。多僑姓高門、世胄顯貴擔任。齊官品不詳。梁十四班。

[3]右僕射：官名。即尚書右僕射。尚書令副佐，並與尚書分領諸曹。齊官品不詳。梁十五班。

[4]受禪：王朝更迭，新帝承受舊帝讓給的帝位。

[5]尚書僕射：官名。尚書令副佐，且與尚書分領諸曹。南朝梁制度，尚書僕射不常置。若尚書左、右僕射並缺，則置尚書僕射以掌左僕射事。梁十五班。

[6]封建昌縣侯。又拜約母謝爲建昌國太夫人：按，沈約封建昌縣侯及其母拜建昌國太夫人，約俱有謝表，名爲《謝封建昌侯表》《謝母封建昌國太夫人表》，見《藝文類聚》卷五一。建昌，縣名。治所在今江西永修縣艾城鎮。

[7]策：命官授爵的策書。

[8]右僕射：中華本據《梁書》卷一三《沈約傳》改作“左僕射”。

[9]天監：南朝梁武帝蕭衍年號（502—519）。

[10]母憂：母親的喪事。

[11]致毁：謂居親喪悲傷異常而毀損其身。

[12]中書舍人：官名。中書省屬官。掌入直閣内，呈奏案章。多由他官兼領。梁四班。

[13]鎮軍將軍：官名。位在鎮軍大將軍下，與中軍、撫軍將軍號三將軍位比四鎮將軍。主要爲中央軍職，亦可出任地方軍事長官，並領刺史等地方官，兼理民政。梁初三品。　丹楊尹：汲古閣本、殿本"楊"作"陽"。京師所在丹陽郡長官。掌治民。宋三品。南齊位次九卿。梁官品不詳。丹楊，郡名。治建康縣，在今江蘇南京市。

[14]服闋：服喪期滿。

[15]侍中：官名。門下省長官。掌奏事，直侍左右，應對獻替。梁十三班。　右光禄大夫：官名。屬光禄卿，多授予年老重臣，養老疾，無職事。梁十六班。

[16]太子詹事：官名。東宫屬官。總理東宫庶務，或參議大政，職任甚重。梁十四班。

[17]奏尚書八條事：按，《梁書·沈約傳》作"關尚書八條事"。職銜名義，加此者得參掌尚書省部分政務。

[18]中書令：官名。中書省長官之一。東晋以後，中書出令權歸他省或侍郎、舍人，中書令漸成閑散之職，多爲重要官員之加官。梁時位在中書監下，僅掌文章之事。梁十三班。

[19]太子少傅：官名。佐太子太傅輔翼皇太子。梁十五班。

[20]左光禄大夫：官名。養老疾，無職事。梁十六班。

初，約久處端揆，[1]有志台司，[2]論者咸謂爲宜。而帝終不用，乃求外出，又不見許。與徐勉素善，[3]遂以書陳情於勉，言己老病，"百日數旬，革帶常應移孔；以手握臂，率計月小半分"。[4]欲謝事，[5]求歸老之秩。[6]勉爲言於帝，請三司之儀，[7]弗許，但加鼓吹而已。[8]

[1]端揆：代指尚書僕射。錢大昕《廿二史考異》卷二六："六朝人以僕射爲端揆，台司謂三公也。"

[2]台司：代指三公。

[3]徐勉：字脩仁，東海郯（今山東郯城縣）人。本書卷六〇、《梁書》卷二五有傳。　善：交好。

[4]"百日數旬"至"率計月小半分"：按，《梁書》卷一三《沈約傳》有書信詳文。

[5]謝事：意爲辭職，免除俗事。

[6]秩：官吏的品級或職位。

[7]三司之儀：即開府同三司之儀。三司即三公。非三公而禮遇同於三公。在開府儀同三司之下。《資治通鑑》卷一四七《梁紀三》武帝天監九年下胡三省注："梁開府儀同三司之下，又有開府同三司之儀。"

[8]鼓吹：鼓吹樂。即《樂府詩集》中的鼓吹曲，用鼓、鉦等樂器合奏。源於北狄，漢初邊軍用之，以壯聲威，後漸用於朝廷，成爲皇帝出行儀仗的組成部分，南朝時往往賜予皇親國戚或有功大臣，以示尊崇。高級儀仗分爲前部鼓吹、後部鼓吹，前部鼓吹在前開道，以鉦、鼓等大型樂器爲主，樂工步行演奏；後部鼓吹殿後，以簫、笳、鼙等小型樂器爲主，樂工或步行，或在馬上演奏。沈約《梁鼓吹曲十二首》詩序："鼓吹，宋齊並用漢曲，又充庭用十六曲，梁祖乃去四曲，留其十二，合日時也。更制新歌以述功德。"

約性不飲酒，少嗜慾，雖時遇隆重，而居處儉素。立宅東田，[1]矚望郊阜，常爲《郊居賦》以序其事。[2]尋加特進，[3]遷中軍將軍、丹楊尹，[4]侍中、特進如故。

十二年卒官，年七十三，[5]謚曰隱。

[1]東田：地名。在今江蘇南京鍾山下。本書卷五《鬱林王紀》："文惠太子立樓館於鍾山下，號曰東田，太子屢遊幸之。"齊梁時，豫章王蕭嶷、沈約皆有園宅在東田。

[2]《郊居賦》：按，《梁書》本傳有《郊居賦》原文。

[3]特進：官名。賜給功德優盛官員的官職，位在三公之下。《御覽》卷二四三引沈約《宋書》："其諸官加特進者，從本官供給，特進但爲班位而已，不别有吏卒車服也。"宋二品。梁十五班。

[4]中軍將軍：將軍號。與中衛、中權、中撫將軍合稱四中將軍，僅授予在京師任職者，權勢頗重。爲一百二十五號將軍之一，二十三班。

[5]按，《梁書》本傳此句後有"詔贈本官，賻錢五萬"句。

約左目重瞳子，[1]腰有紫志，聰明過人，好墳籍，[2]聚書至二萬卷，[3]都下無比。[4]少孤貧，約干宗黨得米數百斛，[5]爲宗人所侮，覆米而去。及貴不以爲憾，用爲郡部傳。[6]嘗侍宴，有妓婢帥是齊文惠宫人，[7]帝問識坐中客不？曰："唯識沈家令。"[8]約伏地流涕，帝亦悲焉，爲之罷酒。約歷仕三代，該悉舊章，博物洽聞，當世取則。[9]謝玄暉善爲詩，[10]任彦昇工於筆，[11]約兼而有之，然不能過也。自負高才，昧於榮利，[12]乘時射勢，[13]頗累清談。[14]及居端揆，稍弘止足，每進一官，輒殷勤請退，而終不能去，論者方之山濤。[15]用事十餘年，未常有所薦達，[16]政之得失，唯唯而已。

[1]重瞳子：目有二瞳子。相術認爲重瞳是一種異相、吉相，

往往是帝王的象徵。《史記》卷七《項羽本紀》:“太史公曰：吾聞之周生曰，舜目蓋重瞳子，又聞項羽亦重瞳子。”

[2]墳籍：指古代典籍。《左傳》昭公十二年楚靈王稱讚左史倚相:“是良史也，子善視之，是能讀《三墳》《五典》《八索》《九丘》。”

[3]聚書至二萬卷：唐李冗《獨異志》卷中:“梁沈約家藏書十二萬卷，然心僻惡，聞人一善，如萬箭攢心。”

[4]都下：京都。

[5]干：求，求取。

[6]部傳：官名。部傳從事的省稱。南朝梁諸州置，掌督察非法。官品依州等級不同。

[7]嘗侍宴，有妓婢帥是齊文惠宫人：中華本改“帥”作“師”，其校勘記云：“據《梁書》及《册府元龜》九五三改。”可從。另,《梁書》卷一三《沈約傳》無“婢”字。

[8]沈家令：沈約曾任太子家令，故稱

[9]取則：取作準則、規範或榜様。

[10]謝玄暉：謝朓。字玄暉。見前注“陳郡謝朓”。

[11]任彦昇：任昉。字彦昇。見前注“樂安任昉”。

[12]昧：貪圖。

[13]乘時射勢：《梁書·沈約傳》作“乘時藉勢”。趁着有利的時機或形勢謀利。射，謀求。

[14]清談：猶清議。魏晋風度背景下形成的一種臧否人物、評論時事的風氣。

[15]山濤：字巨源，河内懷縣（今河南武陟縣）人。“竹林七賢”之一。山濤選用官吏，皆先秉承晋武帝意旨，且親作評論，時人稱之爲“山公啓事”。曾多次以老病辭官，皆不准。《晋書》卷四三有傳。

[16]常：殿本同，汲古閣本作“嘗”。　薦達：推薦引進。

初，武帝有憾於張稷，[1]及卒，因與約言之。約曰："左僕射出作邊州刺史，[2]已往之事，何足復論。"帝以爲約昏家相爲，[3]怒約曰："卿言如此，是忠臣邪！"乃輦歸内殿。約懼，不覺帝起，猶坐如初。及還，未至牀，憑空頓於户下，[4]因病。夢齊和帝劍斷其舌，[5]召巫視之，[6]巫言如夢。乃呼道士奏赤章於天，[7]稱禪代之事，不由己出。先此，約嘗侍宴，會豫州獻栗，徑寸半。帝奇之，問栗事多少，與約各疏所憶，少帝三事。約出謂人曰："此公護前，[8]不讓即羞死。"帝以其言不遜，[9]欲抵其罪，徐勉固諫乃止。及疾，上遣主書黄穆之專知省視，[10]穆之夕還，增損不即啓聞，懼罪，竊以赤章事因上省醫徐奘以聞，[11]又積前失。帝大怒，中使譴責者數焉，[12]約懼遂卒。有司謚曰文，帝曰"懷情不盡曰隱"，故改爲隱。

[1]張稷：字公喬，吴郡吴（今江蘇蘇州市）人。本書卷三一有附傳，《梁書》卷一六有傳。

[2]出作邊州刺史：梁武帝天監十年（511）正月，以尚書左僕射張稷爲安北將軍、青冀二州刺史。見《梁書》卷二《武帝紀中》、卷一六《張稷傳》。

[3]昏家："昏"通"婚"。即婚家。親家。沈約與張稷當是兒女親家，所以梁武帝以爲婚家相爲（相互幫助）的想法。

[4]頓：頓僕，跌倒。

[5]齊和帝：蕭寶融。齊明帝第八子。南朝齊末代皇帝。本書卷五、《南齊書》卷八有紀。

[6]巫："巫"字始見於甲骨，本義指能以舞降神之人，後多指從事占卜事務的人，稱巫師。

[7]赤章：本指《赤松子章曆》，其書載“千二百官儀，三百大章”，卷二引《太真科》曰：“諸疾病，先上首狀章；不愈，即上解考章；不愈，上解先亡罪謫章；不愈，上遷達章；若沈沈，上却殺收注鬼章；若頓困，上解禍惡大章。”後因以借指道家向天官禱告禳灾的章本。

[8]護前：逞强好勝，不容許别人争先居前。

[9]不遜：没有禮貌，蠻横。

[10]主書：官名。主書令史省稱。尚書、中書、秘書諸省皆置，掌文書。

[11]上省：尚書上省。六朝時尚書有上下省，上省爲尚書臺所在，下省乃尚書官僚及家屬所居。

[12]中使：宫中派出的使者。多指宦官。《後漢書》卷七八《張讓傳》：“凡詔所徵求，皆令西園騶密約敕，號曰‘中使’。”《文選》沈約《齊故安陸昭王碑文》：“勉膳禁哭，中使相望。”張銑注：“天子私使曰中使。”

約少時常以晋氏一代竟無全書，年二十許，便有撰述之意。宋泰始初，[1]征西將軍蔡興宗爲啓，[2]明帝有敕許焉。自此踰二十年，所撰之書方就，凡一百餘卷。[3]條流雖舉，而採綴未周。[4]永明初遇盗，[5]失第五帙。又齊建元四年被敕撰國史，永明二年又兼著作郎，[6]撰次起居注。[7]五年春又被敕撰《宋書》，[8]六年二月畢功，表上之。其所撰國史爲《齊紀》二十卷。天監中，又撰《梁武紀》十四卷，又撰《邇言》十卷，[9]《謚例》十卷，《文章志》三十卷，文集一百卷，皆行於世。又撰《四聲譜》，[10]以爲“在昔詞人累千載而不悟，而獨得胸衿，[11]窮其妙旨”。自謂入神之作。武帝雅不好焉，嘗問周捨曰：[12]“何謂四聲？”捨曰：“‘天子聖哲’是也。”然帝竟不甚遵用約也。

［1］泰始：南朝宋明帝劉彧年號（465—471）。

［2］啓：文體之一，較簡短的書信。《太平御覽》卷五九五引漢服虔《通俗文》云：“官信曰啓。”

［3］凡一百餘卷：按，《梁書》卷一三《沈約傳》作“所著《晋書》百一十卷”。《隋書·經籍志二》載：“沈約《晋書》一百一十一卷，亡。”

［4］採綴：采集，蒐集。

［5］永明：南朝齊武帝蕭賾年號（483—493）。

［6］著作郎：官名。秘書省屬官，掌國史。爲清簡之職，多爲甲族貴游起家之選。齊官品不詳。

［7］起居注：記録皇帝言行及國家大事的文籍。顧炎武《日知録》云：“古之人君，左史記事，右史記言，所以防過失而示後王。記注之職，其來尚矣。”

［8］《宋書》：按，《梁書·沈約傳》記作“《宋書》百卷”。《史通》卷一二《古今正史》：“至齊，著作郎沈約更補綴所遺，製成新史。自義熙肇號，終乎昇明三年，爲紀十，志三十，列傳六十，合百卷，名曰《宋書》。”

［9］《邇言》：書名意即“淺近的言語”。《禮記·中庸》：“舜好問而好察邇言，隱惡而揚善。”書已亡。

［10］《四聲譜》：中國聲韻學最早著述之一。時周顒作《四聲切韻》，論及聲律要義。齊武帝永明中，沈約在此基礎上，定平、上、去、入四聲，並初步總結詩歌創作中的所謂“八病”。已佚。《隋書·經籍志一》著録：“《四聲》一卷，梁太子少傅沈約撰。”封演《封氏聞見記·聲韻》云：“周顒好爲體語，因此切字皆有紐，紐有平上去入之異。永明中，沈約文詞精拔，盛解音律，遂撰《四

聲譜》……時王融、劉繪、范雲之徒，皆稱才子，慕而扇之，由是遠近文學轉相祖述，而聲韻之道大行。”

[11]胸衿：同“胸襟”。

[12]周捨：字升逸，汝南安成（今河南汝南縣）人。本書卷三四有附傳，《梁書》卷二五有傳。

子旋，字士規，襲爵，位司徒右長史，太子僕。[1]以母憂去官，因蔬食辟穀，[2]服除，猶絶粳梁。[3]終于南康内史，[4]謚曰恭。集注《邇言》，行於世。旋弟趨字孝鯉，亦知名，位黄門郎。[5]旋卒，子寔嗣。寔弟衆。

[1]太子僕：官名。東宫屬官。太子三卿之一，掌太子車馬。梁十班。

[2]辟穀：指不食米。古服喪不食米，乃孝親之意。

[3]梁：汲古閣本、殿本作“粱”。

[4]南康：郡名。治贛縣，在今江西贛州市東北。

[5]黄門郎：官名。給事黄門侍郎之省稱。門下省次官。掌侍從左右，關通中外，盡規獻納。出入禁中，職任顯要。梁十班。

衆字仲興，[1]好學，頗有文詞。仕梁爲太子舍人。[2]時梁武帝制《千文詩》，[3]衆爲之注解。與陳郡謝景同時召見于文德殿，[4]帝令衆爲《竹賦》。賦成奏之，手敕答曰：“卿文體翩翩，可謂無忝爾祖。”[5]

[1]衆：沈衆。《陳書》卷一八有傳。

[2]太子舍人：官名。東宫屬官。掌文章書記。南朝沿置。梁三班。

[3]時梁武帝制《千文詩》：中華本校勘記云："顧炎武《日知録》：'《千字文》有二本，一蕭子範撰，一周興嗣撰，見《舊唐書·經籍志》。此云"梁武帝制《千文詩》"，則凡三本矣。《隋志》載興嗣《千字文》，國子祭酒蕭子雲注，而《梁書·蕭子範傳》又謂子範作之，記室蔡薳注釋；今又有沈衆注，亦彼此互異。'"《陳書·沈衆傳》作"千字詩"。

[4]陳郡：郡名。南朝宋移治項縣，在今河南沈丘縣。　文德殿：梁建康宮殿名。藏圖書典籍，置學士。《隋書·經籍志序》："齊末兵火，延燒秘閣，經籍遺散。梁初，秘書監任昉，躬加部集，又於文德殿内列藏衆書，華林園中總集釋典，大凡二萬三千一百六卷，而釋氏不豫焉。梁有秘書監任昉、殷鈞《四部目録》，又《文德殿目録》。"侯景之亂，秘書省圖籍蕩然，而文德之書猶存。梁元帝克平侯景，命王僧辯收殿内圖書及公私經籍七萬餘卷歸於江陵。及元帝承聖三年（554），西魏破江陵，元帝命舍人高善寶焚宮内圖書（含文德藏書）十四萬卷。

[5]無忝：無愧於。忝，辱，有愧於，常用作謙辭。

累遷太子中舍人，[1]兼散騎常侍，聘魏，[2]還爲驃騎廬陵王諮議參軍。[3]侯景之亂，[4]表求還吴興召募故義部曲以討賊，梁武許之。及景圍臺城，衆率宗族及義附五千餘人入援都，軍容甚整，景深憚之。梁武於城内遥授太子右衛率。[5]臺城陷，衆乃降景。景平，元帝以爲司徒左長史。魏尅江陵，見虜，尋亦逃歸。

[1]太子中舍人：官名。東宫屬官。掌詔命、陳奏。梁八班。

[2]聘：國與國遣使訪問。

[3]驃騎：官名。驃騎將軍的省稱。魏晋南北朝時僅作爲軍府名號，加授大臣、重要州郡長官，無具體職掌。梁二十四班。　廬

陵王：蕭續。字世訢，梁武帝第五子。武帝天監八年（509）封廬陵郡王。本書卷五三、《梁書》卷二九有傳。廬陵，郡名。治石陽縣，在今江西吉水縣東北。　諮議參軍：官名。掌顧問諫議。其位甚尊，在列曹參軍上，州所置者常帶大郡太守，且有越次行府州事者。品秩依府主地位而定。

[4]侯景：本姓侯骨，字萬景，懷朔鎮（今内蒙古固陽縣）人。本爲東魏將，武帝太清元年（547）附梁，次年反叛，率軍進攻京師建康，囚殺梁武帝。簡文帝大寶二年（551）篡位自稱皇帝，國號爲漢。本書卷八〇、《梁書》卷五六有傳。

[5]太子右衛率：官名。宿衛東宫，地位頗重。梁十一班。陳四品，秩二千石。

陳武帝受命，[1]位中書令。[2]帝以衆州里知名，甚敬重之，賞賜超於時輩。性吝嗇，財帛億計，無所分遺。自奉甚薄，[3]每朝會中，[4]衣裳破裂，或躬提冠履。永定二年，[5]兼起部尚書，[6]監起太極殿。[7]恒服布袍芒屩，以麻繩爲帶，又囊麥飯餅以噉之，[8]朝士咸共誚其所爲。[9]衆性狷急，[10]因忿恨，遂歷詆公卿，[11]非毁朝廷。武帝大怒，以衆素有令望，不欲顯誅，[12]因其休假還武康，遂於吴中賜死。[13]

[1]陳武帝：陳霸先。字興國，小字法生。南朝陳開國皇帝。本書卷九，《陳書》卷一、卷二有紀。

[2]中書令：官名。中書省長官之一。南朝中書省掌納奏、擬詔、出令，然權歸中書舍人，監、令僅具長官之名，多用作重臣加官。陳三品，秩中二千石。

[3]自奉：自己生活享用。

［4］朝會：古代稱臣見君爲朝，君見臣爲會，合稱朝會。朝會主要有“大朝”與“常朝”兩種，前者指皇帝於元旦、冬至及大慶之日御正殿受群臣朝賀；後者則是皇帝於平時召見文武官員，處理政務。此處云“每朝會中”，當是指後者。

［5］永定：南朝陳武帝陳霸先年號（557—559）。

［6］起部尚書：官名。尚書省列曹尚書之一，掌土木修建及軍國器械。不常置，常以他官兼領，事畢即省，以其事分屬都官、左民二尚書。陳三品，秩中二千石。

［7］太極殿：南朝都城建康宮殿名。

［8］噉：同“啖”。吃。

［9］誚：譏誚。

［10］狷急：性情急躁。

［11］詆：説人壞話。

［12］顯誅：公開誅戮。

［13］吴中：今江蘇蘇州市吴中區一帶。

范雲字彦龍，[1]南鄉舞陰人，[2]晋平北將軍汪六世孫也。[3]祖璩之，宋中書侍郎。雲六歲就其姑夫袁叔明讀《毛詩》，[4]日誦九紙。陳郡殷琰名知人，候叔明見之，曰“公輔才也”。

［1］范雲：《梁書》卷一三有傳。

［2］南鄉：郡名。即順陽。治南鄉縣，在今河南淅川縣西南。《史記》卷五三《蕭相國世家》司馬貞索隱引顧氏云：“南鄉，郡名也。《太康地理志》云：‘魏武帝建安中分南陽立南鄉郡，晋武帝又曰順陽郡也。’”錢大昕《廿二史考異》卷二六：“按《宋》《齊》二《志》俱無南鄉郡，而有南鄉縣，爲順陽郡治所。舞陰則南陽之屬縣也。蓋梁時避武帝父諱，改順陽郡爲南鄉耳。”陳垣《史諱舉

例》卷四《因避諱而生之訛異》亦云:“南鄉即順陽，梁代避諱改也。”（中華書局 2004 年版，第 55 頁）　舞陰：縣名。治所在今河南泌陽縣西北。

[3]平北將軍：官名。與平東、平西、平南將軍合稱四平將軍。多兼鎮守地區的刺史，統掌軍、政事務。晋三品。按，《梁書》卷四八《范縝傳》、《晋書》卷七五《范汪傳》及汪藻《世説叙録》“南鄉舞陰范氏譜”，並作“安北將軍”。疑“平”爲“安”字之訛。　汪：范汪。字玄平。曾任安北將軍。《晋書》卷七五有傳。

[4]雲六歲就其姑夫袁叔明讀《毛詩》：按，《梁書·范雲傳》云“嘗就親人袁照學，晝夜不怠”。袁照即對應袁叔明，但其名當爲袁炳，字叔明，陳郡陽夏（今河南太康縣）人。少有才氣，著《晋書》未成而卒，年僅二十八歲。他是江淹的摯友，後者有《報袁叔明書》傳世，又有《袁友人傳》述其生平（參見俞紹初、張亞新《江淹集校注》，中州古籍出版社 1994 年版，第 235、245 頁）。《毛詩》，戰國末年魯國毛亨和趙國毛萇所輯注古文《詩》，東漢經學家鄭玄曾爲《毛傳》作箋，至唐代孔穎達作《毛詩正義》。

雲性機警，有識且善屬文，[1]下筆輒成，時人每疑其宿構。[2]父抗爲郢府參軍，[3]雲隨在郢。時吴興沈約、新野庾杲之與抗同府，[4]見而友之。

[1]有識且善屬文：按，中華本改“且”作“具”，其校勘記云:“‘具’各本作‘且’，屬下爲句。按《太平御覽》六〇〇引，《册府元龜》八五〇並作‘具’，‘識具’常用詞，今據改。”

[2]宿構：預先構思。多指詩文。

[3]郢府：郢州刺史府。郢州，州名。治夏口城，在今湖北武漢市武昌區。按，時蕭賾爲郢州刺史晋熙王劉燮長史，行郢州事。

參軍：官名。王公軍府屬官，參掌府曹事。

［4］新野：郡名。治新野縣，在今河南新野縣。　庾杲之：字景行。本書卷四九、《南齊書》卷三四有傳。

起家郢州西曹書佐，[1]轉法曹行參軍。[2]俄而沈攸之舉兵圍郢城，[3]抗時爲府長流，[4]入城固守，留家屬居外。雲爲軍人所得，攸之召與語，聲色甚厲。雲容貌不變，[5]徐自陳説。[6]攸之笑曰："卿定可兒，[7]且出就舍。"明旦又召雲令送書入城内，餉武陵王酒一石，[8]犢一頭；[9]餉長史柳世隆鱠魚二十頭，[10]皆去其首。城内或欲誅雲，雲曰："老母弱弟，懸命沈氏。若其違命，禍必及親。今日就戮，甘心如薺。"[11]世隆素與雲善，乃免之。

［1］西曹書佐：官名。州府屬官，與别駕從事史共掌本府官吏及選舉事。書佐，汲古閣本同，殿本作"佐書"。

［2］法曹行參軍：官名。王公軍府屬官，掌郵遞科程事。位在正參軍之下。據《南齊書·百官志》及《隋書·百官志》，齊、梁諸公軍府法曹署行參軍，掌郵驛科程事。

［3］沈攸之：字仲達，吴興武康（今浙江德清縣）人。本書卷三七有附傳，《宋書》卷七四有傳。

［4］長流：官名。長流參軍之省稱。東晋置，爲軍府及三公屬官之一，掌捕捉盜賊及審理處罰。南朝沿置，爲公府、將軍府長流賊曹長官，掌治盜賊事。宋七品。

［5］雲：殿本同，汲古閣本無此字。

［6］徐：緩慢，從容不迫。

［7］定：六朝習語。終究，到底。　可兒：六朝習語。對人贊

美之辭，等於説“能幹的人”。

[8]武陵王：劉贊，字仲敷，宋明帝第九子。本書卷一四、《宋書》卷八〇有傳。武陵，郡名。治臨沅縣，在今湖南常德市。

[9]犢：小牛。

[10]長史：官名。王公軍府屬官。掌本府官吏。其品秩依府主地位而定。宋持節都督府長史六品，諸軍長史七品。　柳世隆：字彦緒，河東解（今山西臨猗縣）人。本書卷三八有附傳，《南齊書》卷二四有傳。

[11]甘心如薺：薺，薺菜。典出《詩·邶風·谷風》：“誰謂荼苦，其甘如薺。”

後除員外散騎郎。齊建元初，竟陵王子良爲會稽太守，雲爲府主簿。王未之知。[1]後剋日登秦望山，[2]乃命雲。雲以山上有秦始皇刻石，[3]此文三句一韻，人多作兩句讀之，並不得韻；又皆大篆，[4]人多不識，乃夜取《史記》讀之令上口。明日登山，子良令賓僚讀之，皆茫然不識。末問雲，雲曰：“下官嘗讀《史記》，見此刻石文。”進乃讀之如流。[5]子良大悦，因以爲上賓。自是寵冠府朝。王爲丹楊尹，復爲主簿，深相親任。時進見齊高帝，[6]會有獻白烏，帝問此何瑞，雲位卑最後答，曰：“臣聞王者敬宗廟則白烏至。”[7]時謁廟始畢，帝曰：“卿言是也。感應之理，[8]一至此乎。”

[1]知：瞭解，熟識。

[2]剋日：約定或嚴格限定期限。　秦望山：山名。刻石山，會稽山脉名山，在今浙江紹興市。

[3]秦始皇刻石：《史記》卷六《秦始皇本紀》載，始皇三十

七年（前210）出游，“上會稽，祭大禹，望于南海，而立石刻頌秦德”。張守節正義記載：“其碑見在會稽山上。其文及書皆李斯，其字四寸，畫如小指，圓鐫。今文字整頓，是小篆字。”

[4]大篆：西周中晚期逐漸形成的字體，上別於古文，下別於小篆。《史籀篇》的編成標志着大篆的成熟。《漢書·藝文志》：“《史籀》十五篇。周宣王太史作大篆十五篇，建武時云六篇矣。”

[5]進乃：中華本據《册府元龜》卷七一八改作“乃進”。

[6]齊高帝：蕭道成。字紹伯，南朝齊開國皇帝。卒謚高帝。本書卷四，《南齊書》卷一、卷二有紀。

[7]王者敬宗廟則白烏至：《太平御覽》卷九二〇引薛綜《烏頌》曰：“粲焉白烏，皓體如素。宗廟致敬，乃胥來顧。”宗廟，天子或諸侯祭祀祖先的場所。

[8]感應：神明對人事的反響。

子良爲南徐州、南兖州，[1]雲並隨府遷，每陳朝政得失於子良。尋除尚書殿中郎。[2]子良爲雲求禄，齊武帝曰：[3]“聞范雲諂事汝，政當流之。”[4]子良對曰：“雲之事臣，動相箴諫，[5]諫書存者百有餘紙。”帝索視之，言皆切至，咨嗟良久，[6]曰：“不意范雲乃爾，方令弼汝。”[7]

[1]南徐州：州名。治京口城，在今江蘇鎮江市。　南兖州：州名。東晋僑立兖州，宋時改爲南兖州，初治京口，在今江蘇鎮江市。宋文帝元嘉八年（431）移治廣陵縣，在今江蘇揚州市西北蜀岡上。

[2]尚書殿中郎：官名。尚書省諸曹郎之一。屬尚書左僕射。掌殿中曹，常擬詔書，多用文學之士。

[3]齊武帝：蕭賾。字宣遠，齊高帝長子。本書卷四、《南齊

書》卷三有紀。

[4]流：把犯人遣送到邊遠地方服勞役的刑罰。

[5]箴諫：規戒勸諫。

[6]咨嗟：贊嘆、嘆息。

[7]弼：輔助。

子良爲司徒，[1]又補記室。時巴東王子響在荆州，[2]殺上佐，[3]都下匈匈，[4]人多異志。而豫章王嶷鎮東府，[5]多還私邸，動移旬日。子良築第西郊，[6]游戲而已。而梁武帝時爲南郡王文學，[7]與雲俱爲子良所禮。梁武勸子良還石頭，[8]并言大司馬宜還東府，[9]子良不納。梁武以告雲。時廷尉平王植爲齊武帝所狎，[10]雲謂植曰："西夏不静，人情甚惡，大司馬詎得久還私第？司徒亦宜鎮石頭。卿入既數，言之差易。"植因求雲作啓自呈之。俄而二王各鎮一城。

[1]司徒：官名。與司空、太尉並爲三公。魏晋南北朝時爲名譽宰相，多爲大臣加官，無實際職掌。

[2]巴東王子響：蕭子響。字雲音，齊武帝第四子。齊武帝永明六年（488），封巴東王。本書卷四四、《南齊書》卷四〇有傳。

[3]上佐：即高級佐吏。多指在州郡或王公將軍府供職者。《通典》卷三三《職官典》注："大都督府司馬有左右二員。凡别駕、長史、司馬，通謂之上佐。"

[4]匈匈：騷動不安。匈，通"洶"。

[5]豫章王嶷：蕭嶷。字宣儼，齊高帝次子，齊武帝弟，蕭子顯父。齊建立後，封豫章郡王。本書卷四二、《南齊書》卷二二有傳。　東府：東府城。在今江蘇南京市通濟門附近。

［6］子良築第西郊：著名的西邸。齊武帝永明二年竟陵王蕭子良開西邸招文學之士，先後有七十四位文人進入西邸，其中謝朓、王融、沈約、蕭衍、蕭琛、任昉、范雲、陸倕八人爲翹楚，史稱“竟陵八友”，亦稱“西邸八友”。

［7］南郡王：蕭昭業。即廢帝鬱林王。齊武帝長孫，文惠太子蕭長懋長子。承父王位，封南郡王。本書卷五、《南齊書》卷四有紀。

［8］石頭：城名。又稱石首城、石城。依石頭山（今江蘇南京市西清涼山）而建，負山面江，形勢險固，爲六朝軍事交通要地。南朝宋山謙之《丹陽記》云：“石頭城，吴時悉土塢。義熙初始加磚累甓，因山以爲城，因江以爲池。地形險固，尤有奇勢。亦謂之石首城。”（參見劉緯毅《漢唐方志輯佚》，北京圖書館出版社 1997 年版，第 177 頁）宋人張敦頤《六朝事迹編類》卷二：“吴孫權沿淮立柵，又於江岸必争之地築城，名曰石頭。”

［9］大司馬：官名。掌全國軍事。位在三公上，不常授。

［10］廷尉平：官名。亦稱廷平、廷評、廷尉評。廷尉屬官。魏晋南北朝置一員。參議案例律條，覆核平決疑獄，可駁回廷尉所奏罪案。公牘須正、監、平三官聯署，以互相監督。宋六品。齊官品不詳。　狎：親近而態度不莊重。

文惠太子嘗幸東田觀穫稻，[1]雲時從。文惠顧雲曰：“此刈甚快。”[2]雲曰：“三時之務，[3]亦甚勤勞，願殿下知稼穡之艱難，[4]無徇一朝之宴逸也。”[5]文惠改容謝之。[6]及出，侍中蕭緬先不相識，[7]就車握雲手曰：[8]“不謂今日復見讜言。”[9]

［1］東田：南朝齊文惠太子所建樓館名。本書卷五《齊鬱林王紀》：“文惠太子立樓館於鍾山下，號曰‘東田’。太子屢游幸之。”

[2]刈：割。

[3]三時：春、夏、秋三季。《國語·周語上》："三時務農而一時講武。"韋昭注："三時，春、夏、秋。"

[4]知稼穡之艱難：典出《尚書·無逸》："周公曰：嗚呼，君子所其無逸。先知稼穡之艱難，乃逸，則知小人之依。相小人，厥父母勤勞稼穡，厥子乃不知稼穡之艱難，乃逸乃諺。既誕，否則侮厥父母曰：昔之人無聞知。"稼穡，耕種收穫。泛指農業勞動。

[5]徇：汲古閣本、殿本作"狥"。

[6]改容：改變儀容，動容。

[7]蕭緬：字景業，齊明帝弟。本書卷四一、《南齊書》卷四五有傳。

[8]就車：登車。

[9]讜言：正直的言論。《文心雕龍·奏啓》："又表奏確切，號爲讜言。讜者，正偏也。王道有偏，乖乎蕩蕩，矯正其偏，故曰讜言也。"

永明十年使魏，[1]魏使李彪宣命，[2]至雲所，甚見稱美。彪爲設甘蔗、黄甘、粽，隨盡絶益。[3]彪笑謂曰："范散騎小復儉之，一盡不可復得。"使還，再遷零陵内史。初，零陵舊政，公田奉米之外，别雜調四千石。[4]及雲至郡，止其半，百姓悦之。深爲齊明帝所知，還除正員郎。

[1]魏：拓跋鮮卑建立的北魏政權。

[2]李彪：字道固，頓丘衛國（今河南清豐縣）人。多次出使南朝。《魏書》卷六二、《北史》卷四〇有傳。

[3]隨盡絶益：中華本據《太平御覽》八五一改"絶"作"復"。

［4］別：另外。　雜調：古時賦税制度，常規户調外之加徵。

時高、武王侯並懼大禍，雲因帝召次曰："昔太宰文宣王語臣，[1]言嘗夢在一高山上，上有一深阬，見文惠太子先墜，次武帝，次文宣。望見僕射在室坐御牀，備王者羽儀，不知此是何夢，卿慎勿向人道。"明帝流涕曰："文宣此惠亦難負。"於是處昭胄兄弟異於餘宗室。[2]

［1］文宣王：蕭子良。謚號文宣，故稱。

［2］昭胄兄弟：蕭子良二子蕭昭胄、蕭昭穎。蕭昭胄，字景胤。本書卷四四、《南齊書》卷四〇有附傳。

雲之幸於子良，江祏求雲女婚姻，[1]酒酣，巾箱中取翦刀與雲，曰："且以爲娉。"雲笑受之。至是祏貴，雲又因酣曰："昔與將軍俱爲黄鵠，今將軍化爲鳳皇，[2]荆布之室，[3]理隔華盛。"[4]因出翦刀還之，祏亦更姻他族。及祏敗，妻子流離，每相經理。[5]

［1］江祏：字弘業，濟陽考城（今河南民權縣）人。齊明帝去世後，接受遺詔輔政，爲朝中"六貴"之一。本書卷四七、《南齊書》卷四二有傳。

［2］昔與將軍俱爲黄鵠，今將軍化爲鳳皇：黄鵠、鳳皇，俱爲鳥名。此處借鳥喻人且形成鮮明對比：前者指聲名不顯時，後者喻權勢煊赫之際。

［3］荆布："荆釵布裙"之省。以荆枝作釵，以粗布作裙。形容婦女服飾樸素。

［4］華盛：華美的衣服。與"荆布"相對言。

［5］經理：照料。

又爲始興内史，[1]舊郡界得亡奴婢，悉付作；部曲即貨去，買銀輸官。雲乃先聽百姓誌之，[2]若百日無主，依判送臺。又郡相承後堂有雜工作，雲悉省還役，並爲帝所賞。郡多豪猾大姓，[3]二千石有不善者，[4]輒共殺害，不則逐之。[5]邊帶蠻俚，[6]尤多盜賊，前内史皆以兵刃自衛。雲入境，撫以恩德，罷亭候，[7]商賈露宿，郡中稱爲神明。

［1］始興：郡名。治曲江縣，在今廣東韶關市南武水西岸。

［2］誌：做記號。

［3］豪猾：强横狡猾而不守法紀。

［4］二千石：漢代内自九卿郎將，外至郡守尉的俸禄等級皆爲二千石。後因稱郎將、郡守爲二千石。

［5］不：通“否”。不合。

［6］蠻俚：古代對少數民族蠻人的别稱。《後漢書》卷八六《南蠻傳》:“建武十二年，九真徼外蠻里張遊，率種人慕化内屬。”李賢注:“里，蠻之别號，今呼爲俚人。”

［7］亭候：秦、漢亭長下屬，任候盜捕盜之事。魏、晋仍置。

遷廣州刺史、平越中郎將。[1]至任，遣使祭孝子南海羅威、唐頌，[2]蒼梧丁密、頓琦等墓。[3]時江祏姨弟徐藝爲曲江令，[4]祏深以託雲。有譚儼者，縣之豪族，藝鞭之，儼以爲耻，至都訴雲，雲坐徵還下獄，會赦免。

［1］平越中郎將：官名。武官名號。西晋武帝時置，掌南越事

務，治廣州。

［2］羅威：字德仁，番禺（今廣東廣州市）人。東漢孝子。天性惇愨，髫髫即知禮讓。

［3］丁密：字靖公，岑溪（今廣西岑溪市）人。遭父母喪，並廬墓三年。有雙鳧游廬旁小池，見人馴伏，人以爲孝感。　頓琦：西漢蒼梧（今廣西梧州市）人，字孝異。居母喪，手種松柏，獨力立墳，傳説有飛鳧白鳩棲息廬側，見人輒去，見琦而留。

［4］曲江：縣名。治所在今廣東韶關市南武水西岸。

初，梁武爲司徒祭酒，[1]與雲俱在竟陵王西邸，情好歡甚。永明末，梁武與兄懿卜居東郊之外，[2]雲亦築室相依。梁武每至雲所，其妻常聞蹕聲。[3]又嘗與梁武同宿顧暠之舍，暠之妻方産，有鬼在外曰："此中有王有相。"雲起曰："王當仰屬，[4]相以見歸。"因是盡心推事。[5]及帝起兵，將至都，雲雖無官，自以與帝素款，慮爲昏主所疑，將求入城，先以車迎太原孫伯翳謀之。伯翳曰："今天文顯於上，灾變應於下，蕭征東以濟世雄武，[6]挾天子而令諸侯，[7]天時人事，寧俟多説。"雲曰："此政會吾心，今羽翮未備，[8]不得不就籠檻，[9]希足下善聽之。"[10]及入城，除國子博士，[11]未拜，而東昏遇弒。[12]侍中張稷使雲銜命至石頭，梁武恩待如舊，遂參贊謨謀，[13]毗佐大業。[14]仍拜黄門侍郎，與沈約同心翊贊。[15]俄遷大司馬諮議參軍，領録事。[16]

［1］司徒祭酒：官名。司徒府屬官，主管府中庶務。梁三班。

［2］懿：蕭懿。字元達，梁武帝胞兄。本書卷五一、《梁書》卷二二有傳。

[3]蹕：本意是帝王出行時開路清道，禁止他人通行，引申指帝王出行的車駕。《漢書》卷四七《梁孝王劉武傳》云："出稱警，入言蹕。"顔師古注云："警者，戒肅也。蹕，止行人也。"

[4]仰屬：仰望，敬仰。屬，注目。

[5]推事：推尊侍奉。

[6]蕭征東：蕭衍時爲征東將軍。

[7]挾天子而令諸侯：挾輔天子號令天下諸侯。挾，挾持，裹挾。

[8]羽翮：鳥羽，翅膀。翮，羽軸下段不生羽瓣而中空的部分。

[9]籠檻：拘囚禽獸之處。多指鳥籠。

[10]足下：敬辭。對對方的尊稱。

[11]國子博士：官名。屬太常。掌教授國子生。

[12]東昏：齊東昏侯蕭寶卷。亦稱齊廢帝。字智藏，本名明賢，齊明帝次子。本書卷五、《南齊書》卷七有紀。

[13]參讚：參與協助、顧問。 謨謀：謀劃。

[14]毗佐：輔助。

[15]翊贊：輔助，輔佐。

[16]領録事：指在大將軍府除任諮議參軍外，加録事參軍。

梁臺建，還侍中。武帝時納齊東昏余妃，頗妨政事，雲嘗以爲言，未之納。後與王茂同入卧内，[1]雲又諫，王茂因起拜曰："范雲言是，公必以天下爲念，無宜留惜。"帝默然。雲便疏令以余氏賚茂，[2]帝賢其意而許之。明日，賜雲、茂錢各百萬。及帝受禪，柴燎南郊，[3]雲以侍中參乘。[4]禮畢，帝升輦謂雲曰："朕之今日，所謂懔乎若朽索之馭六馬。"[5]雲對曰："亦願陛下日慎一日。"[6]帝善其言，即日遷散騎常侍、吏部尚書。以佐命功，封霄城縣侯。[7]

［1］王茂：字休連（《梁書》作“休遠”），太原祁（今山西祁縣）人。本書卷五五、《梁書》卷九有傳。

［2］賚：賜予。

［3］柴燎：燒柴祭天，古代祭祀方式之一。《文選》潘岳《閑居賦》：“天子有事于柴燎，以郊祖而展義。”李善注：“《爾雅》曰：‘祭天曰燔柴。’郭璞曰：‘既祭，積薪燒之。’” 南郊：皇帝於都城南郊祭天的儀式。東晉與南朝奉行郊丘合一，故此南郊僅指南郊祭天郊壇，不涉及圓丘。

［4］參乘：陪乘或陪乘的人。古代乘車，尊者在左，御者在中，一人在右陪坐，稱“參乘”或“車右”。

［5］懔乎若朽索之馭六馬：典出《尚書·五子之歌》：“予臨兆民，懔乎若朽索之馭六馬。”

［6］日慎一日：一天比一天謹慎。形容做事十分小心。《韓非子·初見秦》：“戰戰慄栗，日慎一日。”慎，謹慎。

［7］霄城：縣名。治所在今湖北天門市東。

雲以舊恩，超居佐命，盡誠翊亮，[1]知無不爲。帝亦推心仗之，所奏多允。雲本大武帝十三歲，嘗侍宴，帝謂臨川王宏、鄱陽王恢曰：[2]“我與范尚書少親善，申四海之敬。今爲天下主，此禮既革，汝宜代我呼范爲兄。”二王下席拜，與雲同車還尚書下省，[3]時人榮之。帝嘗與雲言及舊事，云：“朕司州還，在三橋宅，門生王道牽衣云，‘聞外述圖讖云，[4]齊祚不久，別應有王者。官應取富貴’。朕齊中坐讀書，[5]内感其言而外迹不得無怪，欲呼人縛之，道叩頭求哀，乃不復敢言。今道爲羽林監、文德主帥，[6]知管籥。"[7]雲曰："此乃天意令道發耳。"帝又云："布衣時，嘗夢拜兩舊妾爲六宮，[8]有天下，此嫗已卒，所拜非復其人，恒以爲恨。"

[1]翊亮：輔佐。

[2]臨川王宏：蕭宏。字宣達，梁武帝弟。武帝天監元年(502)，封爲臨川王。本書卷五一、《梁書》卷二二有傳。臨川，郡名。治南城縣，在今江西南城縣東南。　鄱陽王恢：蕭恢。字弘達。梁武帝弟。鄱陽，郡名。治鄱陽縣，在今江西鄱陽縣。本書卷五二、《梁書》卷二二有傳。

[3]尚書下省：魏晋南北朝諸曹尚書辦公之署。以在宫禁中，故名。亦稱"尚書下舍"。爲當時處理日常政務的主要場所，故亦常令輔政大臣入直。

[4]圖讖：巫師、方士乃至儒生製作的一種宣揚吉凶的預言、隱語。因爲有的有圖有字，故稱。《後漢書》卷一上《光武帝紀上》："宛人李通等以圖讖説光武云：'劉氏復起，李氏爲輔。'"李賢注："圖，《河圖》也。讖，符命之書。讖，驗也。言爲王者受命之徵驗也。"

[5]齊：汲古閣本同，殿本作"齋"。

[6]羽林監：官名。禁衛軍將領之一，與虎賁、冗從合稱禁軍三將，掌宿衛送從。梁五班。　文德主帥：官名。掌文德殿守衛。文德，殿名，京師建康宫前殿。

[7]管籥：鎖匙。籥，通"鑰"。《禮記·月令》："（孟冬之月）脩鍵閉，慎管籥。"鄭玄注："管籥，搏鍵器也。"孔穎達疏："以鐵爲之，似樂器之管籥，搢於鏁内以搏取其鍵也。"

[8]六宫：此處泛指后妃。

其年，雲以本官領太子中庶子。[1]二年，遷尚書右僕射，猶領吏部。頃之，坐違詔用人，[2]免吏部，猶爲右僕射。

[1]太子中庶子：官名。東宫屬官員。與太子中舍人共掌侍從及文翰。梁十一班。

[2]坐：定罪，由……而獲罪。

雲性篤睦，[1]事寡嫂盡禮，家事必先諮而後行。[2]好節尚奇，專趨人之急。[3]少與領軍長史王畡善，[4]雲起宅新成，移家始畢，畡亡於官舍，屍無所歸，雲以東箱給之。[5]移屍自門入，躬自營唅，[6]招復如禮，時人以爲難。及居選官，任寄隆重，書牘盈案，賓客滿門，雲應答如流，無所壅滯，[7]官曹文墨，發擿若神，[8]時人咸服其明贍。[9]性頗激厲，少威重，有所是非，形於造次，[10]士或以此少之。[11]初，雲爲郡號廉絜，及貴重，頗通饋遺；[12]然家無蓄積，隨散之親友。

[1]篤睦：淳厚和睦。

[2]諮：徵詢，商議。

[3]趨人之急：一心救援别人的危難。

[4]領軍：官名。領軍將軍之省稱。掌禁衛軍，管天下兵要。職任甚重。宋三品。齊官品不詳。

[5]箱：汲古閣本同，殿本作“廂”。

[6]營唅：指喪事。唅，置於死者口中的玉器等物。

[7]壅滯：積壓。

[8]發擿：解説疑難。

[9]明贍：異常高明。

[10]造次：倉猝，匆忙。

[11]少：輕視。

[12]饋遺：饋贈。

武帝九錫之出，[1]雲忽中疾，居二日半，召醫徐文伯視之。文伯曰："緩之一月乃復，欲速即時愈，政恐二年不復可救。"雲曰："朝聞夕死，[2]而況二年。"文伯乃下火而牀焉，[3]重衣以覆之。有頃，汗流於此即起。[4]二年果卒。[5]帝爲流涕，即日輿駕臨殯，詔贈侍中、衛將軍，[6]禮官請謚曰宣，敕賜謚曰文。有集三十卷。[7]子孝才嗣。

[1]九錫：中國古代最高統治者賞賜給有殊勳之臣子的九種禮器。《漢書》卷六《武帝紀》顔師古注引應劭説："一曰車馬，二曰衣服，三曰樂器，四曰朱户，五曰納陛，六曰虎賁百人，七曰鈇鉞，八曰弓矢，九曰秬鬯。此皆天子制度，尊之，故事事錫與，但數少耳。"具象之九錫與抽象之禮儀制度相配合，合爲一套完整的榮譽授予儀式，即九錫殊禮。九錫與九錫殊禮淵源於宗周九命，萌芽於西漢之末，規範於曹魏，而興盛於兩晋南北朝，歷隋唐直迄於五代十國，而自兩宋以降，聲勢頓萎，幾至無聞。魏晋南北朝之間，權臣多有憑藉熏天權勢，脅迫皇帝賜予九錫或自加九錫，加以以功德爲公與開建王國等方式實現身份"去臣化"，而後以"禪讓"的方式擅權簒位，易代鼎革（參見劉凱《九錫淵源考辨》，《中國史研究》2018 年第 1 期）。

[2]朝聞夕死：早晨聞道，晚上死去。形容對真理或某種信仰追求的迫切。出自《論語·里仁》："朝聞道，夕死可矣。"

[3]文伯乃下火而牀焉：中華本據《御覽》卷七二三、七三八

引改“牀”爲“壯”。按，針灸以艾柱爲壯。

［4］汗流於此即起：中華本校勘記“此”爲“背”之爛文，並據《御覽》卷七三八引改“此”作“背”。

［5］二年果卒：《文選》任彦昇《出郡傳舍哭范僕射》李善注引劉璠《梁典》曰：“天監二年，僕射范雲卒，任昉自義興貽沈約書曰：永念平生，忽爲疇昔。”可與本傳參證。

［6］衛將軍：官名。爲重號將軍，多加大臣、重要地方長官。按，《梁書》卷一三《范雲傳》後有“僕射、侯如故。並給鼓吹一部”，本書删削。

［7］有集三十卷：《隋書·經籍志四》著録：“梁尚書僕射《范雲集》十一卷。并録。”《新唐書·藝文志四》著録：“《范雲集》十二卷。”並與此異。

孫伯翳，太原人，[1]晋秘書監盛之玄孫。[2]曾祖放，晋國子博士、長沙太守。父康，起部郎，[3]貧，常映雪讀書，[4]清介，交游不雜。伯翳位終驃騎鄱陽王參軍事。

［1］太原：郡名。治晋陽縣，在今山西太原市西南。

［2］晋秘書監盛：孫盛。字安國，太原中都（今山西平遥縣）人。晚年官至秘書監、給事中，故被後世稱爲“孫監”。《晋書》卷八二有傳。

［3］起部郎：官名。尚書省諸曹郎之一，屬度支尚書，掌宫室、宗廟之營造。

［4］常映雪讀書：利用大雪反光讀書，形容讀書刻苦。出自南朝梁《文選》任彦昇《爲蕭揚州薦士表》：“至乃集螢映雪，編蒲緝柳。”李善注引《孫氏世録》：“孫康家貧，常映雪讀書，清介，交游不雜。”

雲從父兄縝。[1]

[1]從父兄縝：范縝。《梁書》卷四八有傳。

縝字子真。父濛，奉朝請，[1]早卒。縝少孤貧，事母孝謹。年未弱冠，[2]從沛國劉瓛學，[3]瓛甚奇之，親爲之冠。[4]在瓛門下積年，恒芒屩布衣，徒行於路。瓛門下多車馬貴游，[5]縝在其間，聊無耻愧。及長，博通經術，尤精《三禮》。[6]性質直，好危言高論，[7]不爲士友所安。唯與外弟蕭琛善，琛名曰口辯，每服縝簡詣。[8]年二十九，髮白皤然，[9]乃作《傷暮詩》《白髮詠》以自嗟。[10]

[1]奉朝請：官名。本指大臣定期參加朝會，朝見皇帝。晋以後以爲官名，用以安置閑散官員。南朝梁屬集書省，掌獻納諫諍。

[2]弱冠：指二十歲。《禮記·曲禮》："二十曰弱，冠。"

[3]沛國：郡名。治相縣，在今安徽濉溪縣西北。　劉瓛：字子珪，小字阿稱，沛國相（今安徽濉溪縣）人。本書卷五〇、《南齊書》卷三九有傳。

[4]冠：動詞，舉行冠禮。男子二十歲舉行冠禮，表明已成人。

[5]貴游：指無官職的王公貴族。亦泛指顯貴者。

[6]《三禮》：儒家經典《儀禮》《周禮》《禮記》的合稱。

[7]危言高論：標新立異的宏論。

[8]簡詣：簡潔通達。

[9]皤然：頭髮斑白的樣子。

[10]自嗟：自己感歎、哀傷。

仕齊位尚書殿中郎。永明中，與魏氏和親，[1]簡才學之士以爲行人，[2]縝及從弟雲、蕭琛、琅邪顔幼明、河東裴昭明相繼將命，[3]皆著名鄰國。[4]

[1]魏氏：拓跋鮮卑建立的北魏政權。　和親：具有政治目的的聯姻。

[2]行人：出使之人。

[3]裴昭明：河東聞喜（今山西聞喜縣）人，裴駰之子。本書卷三三有附傳，《南齊書》卷五三有傳。

[4]著名鄰國：在鄰國知名。

時竟陵王子良盛招賓客，縝亦預焉。嘗侍子良，子良精信釋教，[1]而縝盛稱無佛。子良問曰："君不信因果，[2]何得富貴貧賤？"縝答曰："人生如樹花同發，隨風而墮，自有拂簾幌墜於茵席之上，[3]自有關籬墻落於糞溷之中。[4]墜茵席者，[5]殿下是也；落糞溷者，下官是也。貴賤雖復殊途，因果竟在何處。"子良不能屈，然深怪之。退論其理，著《神滅論》。[6]以爲："神即形也，形即神也，形存則神存，形謝則神滅。形者神之質，神者形之用。是則形稱其質，神言其用，形之與神，不得相異。神之於質，猶利之於刀，[7]形之於用，猶刀之於利。利之名非刀也，刀之名非利也，然而捨利無刀，捨刀無利。未聞刀没而利存，豈容形亡而神在。"此論出，朝野諠譁。[8]子良集僧難之而不能屈。太原王琰乃著論譏縝曰："嗚呼范子！曾不知其先祖神靈所在。"欲杜縝後對。[9]縝又對曰："嗚呼王子！知其祖先神靈所在，而不能殺身以從之。”其險詣皆此類也。[10]子良使王融謂之曰：“神滅既自非理，而卿堅執之，恐傷名教。[11]以卿之大美，[12]何患不至中書郎，而故乖剌爲此，[13]可便毁棄之。”縝大笑曰：“使范縝賣論取官，已至令僕矣，[14]何但中書郎邪。”

[1]釋教：佛教。

[2]因果：佛教用語。指原因與結果。佛教認爲一切法皆是依因果之理而生成或滅壞。

[3]簾幌：猶簾幕。

[4]關：經由。　溷：厠所。

[5]席：殿本同，汲古閣本作“蓆”。

[6]《神滅論》：按，《梁書》卷四八《范縝傳》有《神滅論》詳細内容，可參看，本書删削。

[7]神之於質，猶利之於刀：中華本校勘記云：“據范縝《神滅論》原文‘刀’應作‘刃’。下同。”

[8]諠譁：聲大而嘈雜。

[9]杜：堵塞。

[10]險詣：言論奇特透闢。

[11]名教：名即名份，教即教化，名教即通過定名分來教化天下，以維護社會的倫理綱常、等級制度。魏晋時期曾興起圍繞“名教”與“自然”關係的論辯。

[12]大美：《通志》作“才美”。

[13]乖剌：違忤，不和諧或悖謬失當。

[14]令僕：指尚書令與僕射。

後爲宜都太守。[1]性不信神鬼，時夷陵有伍相廟、唐漢三神廟、胡里神廟，[2]縝乃下教斷不祠。後以母憂去職。居于南州。[3]

[1]宜都：郡名。治夷道縣，在今湖北枝江市。

[2]夷陵：縣名。治所在今湖北宜昌市西北。　伍相廟：伍子胥廟。

[3]南州：地名。即今安徽當塗縣。

梁武至，縝墨縗來迎。[1]武帝與縝有西邸之舊，見之甚悦。及建康城平，以縝爲晋安太守，[2]在郡清約，資公禄而已。遷尚書左丞，[3]及還，雖親戚無所遺，唯餉前尚書令王亮。[4]縝在齊時，與亮同臺爲郎，舊相友愛。至是亮擯棄在家，[5]縝自以首迎武帝，志在權軸，[6]而所懷未滿，亦怏怏，[7]故私相親結，以矯於時。竟坐亮徙廣州。在南累年，追爲中書郎，國子博士，卒。文集十五卷。[8]

[1]墨縗：黑色喪服。古代禮制，在家守孝，穿白色喪服。若因重大事件而不能守孝，則穿黑色衣服以代喪服。臣爲君、子爲父、妻爲夫服喪用之。縗，被於胸前的麻布條。

[2]晋安：郡名。治候官縣，在今福建福州市。

[3]尚書左丞：官名。佐尚書令、僕射知省事，掌臺内分職儀、禁令、報人章，督録近道文書章表奏事，糾諸不法。梁九班。

[4]王亮：字奉叔，琅邪臨沂（今山東臨沂市）人。本書卷二三有附傳，《梁書》卷一六有傳。

[5]擯棄：排斥，遺棄。

[6]權軸：權力中樞。指卿相之職。

[7]怏怏：形容不滿意或不高興的神情。

[8]文集十五卷：《梁書》卷四八《范縝傳》作“文集十卷”，《隋書·經籍志四》著録：“梁尚書左丞《范縝集》十一卷。”

子胥字長才，傳父業，位國子博士，有口辯。大同中，[1]常兼主客郎，[2]應接北使，卒於鄱陽内史。

[1]大同：南朝梁武帝蕭衍年號（535—546）。

[2]主客郎：官名。尚書省諸曹郎之一，屬尚書左僕射。掌對接外國使者，多由他官兼領。梁六班。

論曰：齊德將謝，[1]昏虐君臨，喋喋黔黎，[2]命懸晷刻。[3]梁武撫兹歸運，嘯召風雲。范雲恩結龍潛，[4]沈約情深惟舊，並以兹文義，首居帷幄，追蹤亂傑，各其時之遇也。而約以高才博洽，名亞董、遷，[5]末迹爲躓，亦鳳德之衰乎。縝婞直之節，[6]著于終始，其以王亮爲尤，[7]亦不足非也。

[1]謝：衰退，衰敗。

[2]喋喋：形容衆多。　黔黎：指平民百姓。黔，黔首。黎，黎民。

[3]晷刻：日晷與刻漏，是古代的計時儀器，於此引申爲片刻，謂時間短暫。

[4]龍潛：語出《易·乾》：“潛龍勿用，陽氣潛藏。”後因以指陽氣潛藏，龍蛇蟄伏，喻帝王未即位。

[5]董、遷：分別指春秋晋國史官董狐、漢司馬遷。董狐，春秋晋國太史，亦稱史狐。董狐爲史官，不畏强權，堅持原則。在趙

盾族弟趙穿弑晋靈公後，董狐以“趙盾弑其君”記載此事，留下“董狐直筆”的典故。司馬遷，字子長。任太史令，被後世尊稱爲史遷、太史公，創作了中國第一部紀傳體通史《史記》。

[6]婞直：倔强，剛直。

[7]尤：過失。

南史　卷五八

列傳第四十八

韋叡 兄纂 闡 叡子放 孫粲 放弟正 正子載 鼎 正弟稜 稜弟黯
裴邃 邃子之禮 兄子之高 之高弟之平 子忌 之高弟之橫

韋叡字懷文,[1]京兆杜陵人也。[2]世爲三輔著姓。[3]祖玄，避吏隱長安南山。[4]宋武帝入關,[5]以太尉掾徵,[6]不至。伯父祖征，宋末爲光祿勳。[7]父祖歸，寧遠長史。[8]

[1]韋叡:《梁書》卷一二有傳。

[2]京兆：郡名。漢三輔之一。治長安縣，在今陜西西安市西北。　杜陵：縣名。治所在今陜西西安市東南。

[3]三輔：西漢時京畿所設京兆尹、左馮翊、右扶風的合稱，相當於今陜西關中地區。又按,《梁書·韋叡傳》此句之前有“自漢丞相賢以後”,“賢”即韋賢,《漢書》卷七三有傳。本卷删改。

[4]長安：縣名。治所在今陜西西安市西北。　南山：又名終南山、中南山、周南山，在今陜西西安市南，屬秦嶺山脉。

[5]宋武帝：劉裕。字德輿，小名寄奴，彭城（今江蘇徐州

市）人。南朝宋建立者。仕晋官至相國，封宋王。晋恭帝元熙二年（420）代晋稱帝。本書卷一、《宋書》卷一至卷三有紀。

[6]太尉掾：官名。太尉府屬吏。宋七品。

[7]光禄勳：官名。九卿之一。掌宫廷門户及部分事務。宋三品。

[8]寧遠：官名。寧遠將軍之省稱。將軍號。宋五品。

叡事繼母以孝聞。[1]祖征累爲郡守，[2]每攜叡之職，[3]視之如子。時叡内兄王憕、姨弟杜惲並有鄉里盛名，祖征謂叡曰："汝自謂何如憕、惲？"[4]叡謙不敢對。祖征曰："汝文章或小減，[5]學識當過之。然幹國家，[6]成功業，皆莫汝逮也。"[7]外兄杜幼文爲梁州刺史，[8]要叡俱行。[9]梁土富饒，往者多以賄敗，[10]叡雖幼，獨以廉聞。[11]

[1]叡事繼母以孝聞：按，此句之後，《梁書》卷一二《韋叡傳》載："叡兄纂、闡，並早知名。纂、叡皆好學，闡有清操。"本卷刪削。

[2]累：連續，多次。

[3]之職：此意爲"到任"。之，到。

[4]何如：疑問代詞。與某某相比怎麼樣。

[5]或：可能，也許。　小減：稍微不如。

[6]幹：捍衛。

[7]逮：比得上。

[8]杜幼文：南朝宋將領。宋太宗時曾官梁、南秦二州刺史。本書卷七〇《宋書》卷六五有附傳。　梁州：州名。治南鄭縣，在今陝西漢中市東。

[9]要：通“邀”。

[10]賄：本義爲財物，後引申指“贈送財物”，此處之意即爲受賄。

[11]廉：清白廉潔。

宋永元初，[1]袁顗爲雍州刺史，[2]見而異之，引爲主簿。[3]顗到州，與鄧琬起兵，[4]叡求出爲義成郡，[5]故免顗之禍。累遷齊興太守，[6]本州別駕，[7]長水校尉，[8]右軍將軍。[9]齊末多故，[10]欲還鄉里，求爲上庸太守。[11]

[1]永元：《梁書》卷一二《韋叡傳》作“永光”。按，永元爲南朝齊東昏侯蕭寶卷年號（499—501），永光（465 年正月至八月）爲宋前廢帝劉子業年號。中華本校勘記據下句“袁顗爲雍州刺史”進行考證，以爲：《宋書》卷八四、本書卷二六《袁顗傳》載顗之死在宋明帝泰始二年（466），當從《梁書·韋叡傳》作“永光”。可從。

[2]袁顗：字景章，陳郡陽夏（今河南太康縣）人。出身陳郡袁氏，吴郡太守袁洵之子。初爲豫州主簿，累遷晉陵太守，襲南昌縣子。泰始二年，兵敗被殺，時年四十七歲。本書卷二六有附傳，《宋書》卷八四有傳。

[3]主簿：官名。漢以後中央各機構及地方州郡官府皆置，掌文書簿籍。其品秩隨所在府署長官地位高下而異。

[4]鄧琬：字元琬，豫章南昌（今江西南昌市）人。初爲本州西曹簿，出任江州治中、南海太守。宋孝武帝大明八年（464）成爲江州長史、尋陽太守。宋明帝繼位，擁立劉子勛尋陽稱帝，改元義嘉，自封左將軍、尚書右僕射，兵敗被殺。本書卷四〇、《宋書》卷八四有傳。

[5]義成：郡名。治均縣，在今湖北丹江口市。

［6］齊興：郡名。治鄖鄉縣，在今湖北十堰市鄖陽區。

［7］别駕：官名。别駕從事史之省稱。州府屬官。與西曹書佐共掌本府官吏及選舉事。齊官品不詳。

［8］長水校尉：官名。禁衛軍五校尉之一。掌宫廷宿衛士。宋四品。齊官品不詳。

［9］右軍將軍：官名。將軍號。前後左右四軍將軍之一，掌宫禁宿衛。宋四品。齊及梁初不詳。

［10］故：變故。

［11］上庸：郡名。治上庸縣，在今湖北竹山縣西南。

俄而太尉陳顯達、護軍將軍崔慧景頻逼建鄴，[1]人心惶駭。[2]西土人謀之，[3]叡曰："陳雖舊將，非高人才，[4]崔頗更事，懦而不武。天下真人，[5]殆興吾州矣。"[6]乃遣其二子自結於梁武。[7]及兵起檄至，[8]叡率郡人伐竹爲筏，倍道來赴，[9]有衆二千，馬二百匹。帝見叡甚悦，撫几曰："佗日見君之面，今日見君之心，吾事就矣。"師剋郢、魯，[10]平茄湖，[11]叡多建策，[12]皆見用。

［1］太尉：官名。與司徒、司空並爲三公。多作加官，無實際執掌。宋一品。梁十八班。　陳顯達：南彭城彭城（今江蘇鎮江市）人。官至江州刺史。永元初年，東昏侯蕭寶卷即位，擅殺大臣。陳顯達心不自安，遂起兵叛亂，擁立建安王蕭寶寅爲帝，帶兵進攻建康，兵敗被殺。本書卷四五、《南齊書》卷二六有傳。　護軍將軍：官名。將軍名號。掌京師以外諸軍，權任頗重。　崔慧景：字君山，清河東武城（今河北清河縣）人。參與平定陳顯達、裴叔業叛亂。齊東昏侯即位，屠殺功臣將相。崔慧景心懷不安，遂

生叛亂，擁立江夏王蕭寶玄，圍攻建康。東昏侯永元二年（500），爲豫州刺史蕭懿所敗，逃遁被殺，時年六十三歲。本書卷四五、《南齊書》卷五一有傳。　建鄴：東晋、南朝都城，又稱建業、建康，在今江蘇南京市。東漢獻帝建安十六年（211），孫權徙治丹陽郡秣陵縣，次年改名建業。三國吴大帝黄龍元年（229），正式定都於建業。西晋滅吴，恢復秣陵舊名。晋武帝太康三年（282），以秦淮水爲界兩分秣陵縣境，以南爲秣陵，以北爲建業，並改名建鄴。建興元年（313）因避晋愍帝司馬鄴諱，改名建康。其後宋、齊、梁、陳沿用爲都城，故稱六朝古都。《太平寰宇記》卷九〇《江南東道二·昇州》引《金陵記》云："梁都之時，城中二十八萬餘户。西至石頭城，東至倪塘，南至石子岡，北過蔣山，東西南北各四十里。"城市西界至石頭城，位於今南京市水西門以北至清凉山；東界爲倪塘，在今南京市江寧區上坊街道泥塘社區附近；南界石子岡，是包含今雨花臺在内的城南東西走向的一系列岡阜；北界逾過蔣山，也就是鍾山，今稱紫金山（參見張學鋒《南朝建康的都城空間與葬地》，《中華文史論叢》2019年第3期）。

[2]惶駭：驚惶恐駭。

[3]西土：指荆州。因其在建康之西，故稱。

[4]非高人才：《梁書》卷一二《韋叡傳》作"非命世才"。其中"人"字當是避唐太宗李世民諱改。

[5]真人：此指所謂得天下的真命天子。《史記》卷六《秦始皇本紀》："盧生説始皇云：'……真人者，入水不濡，入火不爇，陵雲氣，與天地長久……於是始皇曰：'吾慕真人'，不稱'朕'。"

[6]吾州：此指雍州。韋氏祖籍京兆，屬古雍州。北方淪陷，江左僑置雍州，寄治襄陽。故言僑立之雍州爲"吾州"。時蕭衍爲雍州刺史，故韋叡預言"真人""興於吾州"。

[7]梁武：梁武帝蕭衍。南朝梁開國皇帝。字叔達，小字練兒。本書卷六、卷七，《梁書》卷一至卷三有紀。

[8]兵起：按，《梁書·韋叡傳》作"義兵"。指蕭衍討伐東昏

侯的軍隊。　檄：文體之一種。用於申討、徵召、曉諭等的文書。

［9］倍道：以加倍的速度趕路。

［10］郢：城名。郢城。郢州刺史治所，在今湖北武漢市武昌區。　魯：城名。在今湖北武漢市漢陽區東北隅。

［11］茄湖：《梁書·韋叡傳》作“加湖”。在今湖北武漢市黃陂區東南。

［12］建策：建言獻策。

大軍發郢，謀留守將，上難其人。久之，顧叡曰：“棄騏驥而不乘，焉遑遑而更索。”[1]即日以爲江夏太守，[2]行郢州府事。[3]初，郢城之拒守也，男女垂十萬，閉壘經年，疾疫死者十七八，皆積屍於牀下，而生者寢處其上，每屋盈滿。叡料簡隱卹，[4]咸爲營理，百姓賴之。

［1］棄騏驥而不乘，焉遑遑而更索：按，典出《楚辭·九辯》：“國有驥而不知乘兮，焉皇皇而更索？”又，《三國志》卷二三《魏書·杜襲傳》：“太祖東還，當選留府長史，鎮守長安，主者所選多不當，太祖令曰：‘釋騏驥而不乘，焉皇皇而更索？’遂以襲爲留府長史，駐關中。”

［2］江夏：郡名。治夏口城，在今湖北武漢市武昌區。

［3］行郢州府事：按，《梁書》卷一二《韋叡傳》作“行郢府事”。代行郢州府政事。行事，南北朝職官制度，亦稱“行某州（或某府）事”。產生於東晉末年，指以他官代行某官職權。南朝多以較低官階代行較高官職，如以長史、司馬、太守代行刺史職權等。除“行府州事”之外，還有“行郡事”“行國事”等類型。南朝時期，在以將軍、刺史身份出鎮宗王普遍年幼的情況下，以其長史等爲行事，實際負責軍府和州府的軍政事務，故行事權力很大，

對南朝出鎮幼王兼有輔佐和防範的職能。錢大昕《廿二史考異》卷二六有云:“六朝時，府僚多領郡縣職……凡諸王沖幼出鎮開府，多以長史行府州事，或府主以事他出，亦以府僚行事。”亦可參見魯力《南朝“行事”考》,《武漢大學學報》2008年第6期。

[4]料簡：簡，通“檢”。料理檢查。　隱卹：憐憫救濟。

梁臺建,[1]徵爲大理。[2]武帝即位，遷廷尉,[3]封梁都子。[4]天監二年,[5]改封永昌,[6]再遷豫州刺史,[7]領歷陽太守。[8]魏遣衆來伐,[9]叡率州兵擊走之。

[1]梁臺建：指齊和帝中興二年（502）二月蕭衍受封梁公，建臺治事。臺，官署。

[2]大理：官名。王國屬官，掌刑獄。官品不詳。

[3]廷尉：官名。掌國家刑獄事。屬官有廷尉正、廷尉平、廷尉監及胄子律博士等。齊及梁初三品。

[4]梁都：中華本改作“都梁”，其校勘記云：“各本互倒爲‘梁都’。按《南齊書・州郡志》都梁屬湘州邵陵郡，今乙正。”可從。

[5]天監：南朝梁武帝蕭衍年號（502—519)。

[6]永昌：縣名。治所在今湖南祁東縣西北。

[7]豫州：州名。治歷陽縣，在今安徽和縣。

[8]歷陽：郡名。治歷陽縣，在今安徽和縣。

[9]魏：指拓跋鮮卑建立的北魏政權。

四年侵魏，詔叡都督衆軍。叡遣長史王超宗、梁郡太守馮道根攻魏小峴城,[1]未能拔。叡巡行圍栅，魏城中忽出數百人陳於門外，叡欲擊之。諸將皆曰:“向本輕來，請還授甲而後戰。”叡曰：“魏城中二千餘人，閉門堅守，足以自保。今無故出人於外，必其驍勇，若能挫之，其城自拔。”衆猶遲疑，叡指其節曰：[2]“朝廷授此，非以爲飾，韋叡之法，不可犯也。”乃進兵，魏軍敗，因急攻之，中宿而城拔。[3]遂進討合肥。[4]

[1]梁郡：郡名。治所在今安徽壽縣。　馮道根：南朝梁名將。字巨基，廣平酇（今湖北老河口市）人。馮道根爲人謹慎木訥，進退有度。治軍嚴毅，爲政清明，受舉朝敬重。本書卷五五、《梁書》卷一八有傳。　小峴城：城名。在今安徽含山縣北。

[2]節：即所謂“持節”之“節”。漢代使臣奉皇帝之命出行，持節杖以爲憑證並示威重，謂之持節。魏晋以後演化爲假節、持節、使持節三個權力大小不同的官名，多授予都督諸州軍事及刺史總軍戎者。持節得專殺無官位之人，在軍事行動中有誅殺二千石以下官吏的權力。

[3]中宿：次夜。

[4]合肥：縣名。治所在今安徽合肥市。

先是右軍司馬胡景略至合肥，[1]久未能下，叡案行山川，[2]曰：“吾聞‘汾水可以灌平陽’，即此是也。”[3]乃堰肥水。[4]頃之堰成水通，舟艦繼至。魏初分築東西小城，夾肥。[5]叡先攻二城。既而魏援將楊靈胤帥軍五萬奄至，[6]衆懼不敵，請表益兵。[7]叡曰：“賊已至城下，方復求軍。且吾求濟師，彼亦徵衆。‘師克在和’，[8]古人之義也。”因戰，破之，軍人少安。[9]

[1]右軍：官名。右軍將軍的省稱。將軍號。掌宫禁宿衛，與

前軍、後軍、左軍將軍合稱四軍將軍。權任很重，多由皇帝親信擔任。梁九班。　司馬：官名。王公軍府屬官，掌本府武職。　胡景略：《資治通鑑》卷一四六《梁紀二》武帝天監五年作“胡景略”；《梁書》卷一二《韋叡傳》作“胡略”。按，疑本作胡炳略，姚思廉避唐諱省“炳”字，本書則改“炳”爲“景”，《資治通鑑》沿本書。

[2]案：殿本同，汲古閣本作“按”。本卷下同，不再出注。

[3]汾水可以灌平陽，即此是也：按，《梁書·韋叡傳》此句後有“絳水可以灌安邑”，本卷删削。此句典出《戰國策·秦策四》：“昔者六晋之時，智氏最强，滅破范、中行，帥韓、魏以圍趙襄子于晋陽。決晋水以灌晋陽，城不沈者三板耳。智伯出行水，韓康子禦，魏桓子驂乘。智伯曰：‘始吾不知水之可以亡人之國也，乃今知之。汾水利以灌安邑，絳水利以灌平陽。’”汾水在平陽之西，可灌平陽，不得灌安邑，此文有誤。

[4]肥水：即淝水。在今安徽省。源出合肥市西北將軍嶺，爲今東肥河和南肥河的總稱。東肥河又稱金城河，西北流經壽縣入淮；南肥河古名施水，俗稱金斗河，東南流經合肥市入巢湖。肥水兩岸自古即爲用兵之地，三國魏將滿寵戰敗孫權，東晋謝玄大破苻堅，皆在此。

[5]夾肥：中華本據《梁書·韋叡傳》及《册府元龜》卷三六八、卷四〇四補作“夾合肥”。

[6]奄：突然。

[7]益：增加。

[8]師克在和：按，《梁書·韋叡傳》作“師克在和不在衆”。典出《左傳》桓公十一年：鄖人軍於蒲騷，將與隨、絞、州、蓼伐楚師。莫敖患之，曰：“盍請濟師於王？”鬬廉曰：“師克在和，不在衆。商、周之不敵，君之所聞也。成軍以出，又何濟焉？”

[9]少：稍微。

初，肥水堰立，使軍主王懷静築城於岸守之，[1]魏攻陷城，乘勝至叡城下。[2]軍監潘靈祐勸叡退還巢湖，[3]諸將又請走保三丈。[4]叡怒曰："將軍死綏，[5]有前無却。"因令取繖扇麾幢樹之堤下，示無動志。叡素羸，每戰不嘗騎馬，以板輿自載，[6]督勵衆軍。[7]魏兵鑿堤，叡親與争。魏軍却，因築壘於堤以自固。起鬬艦高與合肥城等，[8]四面臨之。城潰，俘獲萬餘，所獲軍實，無所私焉。初，胡景略與前軍趙祖悦同軍交惡，志相陷害，[9]景略一怒，自齧其齒，齒皆流血。叡以將帥不和，將致患禍，酌酒自勸景略曰：[10]"且願兩武勿復私鬬。"[11]故終於此役得無害焉。

[1]軍主：官名。南北朝置，爲一軍之主將。所統兵力自數百人至萬人以上不等，無定員。南朝無固定品階，多以將軍領之，最高者爲三品將軍。

[2]城下：按，中華本據《梁書》卷一二《韋叡傳》及《册府元龜》卷三六八、卷四一九改作"堤下"。按下"因令取繖扇麾幢樹之隄下，示無動志"，則作"城下"誤。可從。

[3]軍監：官名。掌監察軍人事宜。　巢湖：水名。即今安徽巢湖。

[4]三丈：按，當作"三叉"。地名。在今安徽合肥市東南。《資治通鑑》卷一四六《梁紀二》武帝天監五年下胡三省注云："《考異》曰：《南史》作三丈，今從《梁書》。蓋漅湖之水於此分三汊，故名，退保於此，利於入船，故衆欲之。"

[5]將軍死綏：軍退爲綏。軍敗而退，將當死之，稱死綏。《三國志》卷一《魏書·武帝紀》建安八年（203）令："《司馬法》'將軍死綏'。"裴注引《魏書》："綏，却也。有前一尺，無却

一寸。”

[6]板輿：古代一種用人抬的代步工具。多爲老人乘坐。

[7]督勵：督促勉勵。

[8]鬭艦：古代的一種戰船。《通典》卷一六〇《兵典十三》：“鬭艦，船上設女牆，可高三尺，牆下開掣棹孔；船内五尺，又建棚，與女牆齊。棚上又建女牆，重列戰敵。上無覆背，前後左右樹牙旗、旛幟、金鼓，此戰船也。”

[9]志：專注於。

[10]酌酒：斟酒、喝酒。

[11]兩武：汲古閣本同，殿本作“兩虎”。“兩武”即“兩虎”，此避唐高祖李淵祖父李虎諱改。

叡每晝接客旅，夜筭軍書，三更起張燈達曙，撫循其衆，常如不及，故投募之士争歸之。所至頓舍脩立，館宇藩籬墉壁皆應準繩。[1]

[1]準繩：測定物體平直的器具。

合肥既平，有詔班師，[1]去魏軍既近，[2]懼爲所躡。[3]叡悉遣輜重居前，[4]身乘小輿殿後，[5]魏人服叡威名，望之不敢逼，[6]全軍而還。於是遷豫州於合肥。

[1]班師：原指調回出征的軍隊，後也指出征的軍隊勝利歸來。

[2]去：距離。

[3]躡：緊追在後。

[4]輜重：行軍時由運輸部隊攜帶的軍械、糧草、被服等物資。

[5]殿後：行軍時走在最後。

[6]逼：逼近。

五年，魏中山王元英攻北徐州，[1]圍刺史昌義之於鍾離，[2]衆兵百萬，連城四十餘。武帝遣征北將軍曹景宗拒之。[3]次邵陽洲，[4]築壘相守，未敢進。帝怒，詔叡會焉，賜以龍環御刀，曰："諸將有不用命者斬之。"叡自合肥徑陰陵大澤，[5]過澗谷，輒飛橋以濟師。[6]人畏魏軍盛，多勸叡緩行。叡曰："鍾離今鑿穴而處，負户而汲，車馳卒奔，猶恐其後，而况緩乎。"旬日而至邵陽。[7]初，帝敕景宗曰："韋叡卿鄉望，[8]宜善敬之。"景宗見叡甚謹。帝聞曰："二將和，師必濟矣。"叡於景宗營前二十里，夜掘長壍，樹鹿角，[9]截洲爲城，比曉而營立。[10]元英大驚，以杖擊地曰："是何神也！"景宗慮城中危懼，乃募軍士言文達、洪騏驎等齎敕入城，[11]使固城守，潛行水底，得達東城。城中戰守日苦，始知有援，於是人百其勇。

[1]中山王元英：北魏宗室。爵中山王，官至尚書僕射。《魏書》卷一九下有附傳。中山，郡名。治盧奴縣，在今河北定州市。　北徐州：州名。治燕縣，在今安徽鳳陽縣臨淮關鎮。

[2]昌義之：歷陽烏江（今安徽和縣）人。北魏中山王元英率數十萬大軍攻鍾離時，昌義之督率三千梁軍奮力抗擊。隨後與趕來救援的韋叡、曹景宗等合擊魏軍，取得大捷。官至都督北徐州緣淮諸軍事、平北將軍、北徐州刺史。本書卷五五、《梁書》卷一八有傳。　鍾離：郡名。治燕縣，在今安徽鳳陽縣臨淮關鎮。

[3]征北將軍：官名。與征東、征西、征南將軍合稱四征將軍，多爲持節都督，出鎮方面，地位顯要。梁二十三班。　曹景宗：南

朝梁開國功臣。字子震。新野（今河南新野縣）人。劉宋征虜將軍曹欣之之子。本書卷五五、《梁書》卷九有傳。

[4]邵陽洲：在今安徽鳳陽縣東北淮河中。

[5]陰陵大澤：地在今安徽鳳陽縣西南、合肥市東北。

[6]濟：渡過。

[7]旬日：十天。亦指較短的時日。

[8]鄉望：州鄉望族。《資治通鑑》卷一四六《梁紀二》武帝天監六年下胡三省注："曹景宗，新野人。韋叡以京兆著姓居襄陽，既同州鄉，而韋爲望族。"

[9]鹿角：古時陣地營寨以外的一種防禦工事。將樹枝削尖，半埋入地，以阻截敵人闌入。

[10]比曉：快天明時。

[11]齎：攜帶，持。

魏將楊大眼將萬餘騎來戰，[1]大眼以勇冠三軍，所向皆靡。[2]叡結車爲陣，大眼聚騎圍之。叡以彊弩二千一時俱發，洞甲穿中，殺傷者衆。矢貫大眼右臂，亡魂而走。明旦，元英自率衆來戰，叡乘素木輿，執白角如意以麾軍，一日數合，英甚憚其彊。魏軍又夜來攻城，飛矢雨集。叡子黯請下城以避箭，叡不許。軍中驚，叡於城上厲聲呵之乃定。

[1]楊大眼：北魏將領。氐族，仇池首領楊難當之孫。驍勇，尤以行走迅捷著稱。《魏書》卷七三有傳。

[2]靡：倒下。

魏人先於邵陽洲兩岸爲兩橋，樹栅數百步，跨淮通道。叡裝大艦，使梁郡太守馮道根、廬江太守裴邃、秦郡太守李文釗等爲水軍。[1]會淮水暴長，[2]叡即遣之，鬬艦競發，[3]皆臨賊壘。以小船載草，灌之以膏，[4]從而焚其橋。風怒火盛，敢死之士拔柵斫橋，水又漂疾，[5]倏忽之間，[6]橋柵盡壞。道根等皆身自搏戰，軍人奮勇，呼聲動天地，無不一當百。魏人大潰，元英脱身遁走。魏軍趨水死者十餘萬，斬首亦如之，其餘釋甲稽顙乞爲囚奴猶數十萬。[7]叡遣報昌義之，義之且悲且喜，不暇答，但叫曰“更生！更生！”[8]帝遣中書郎周捨勞軍於淮上。[9]叡積所獲於軍門，捨觀之，謂叡曰：“君此獲復與熊耳山等矣。”[10]以功進爵爲侯。

[1]廬江：郡名。治廬江縣，在今安徽舒城縣。　秦郡：郡名。治所在今江蘇南京市六合區。

[2]長：通“漲”。水勢上漲。

[3]競發：争先出發。

[4]膏：油。

[5]漂疾：迅疾。

[6]倏忽：很快地，忽然。

[7]稽顙：古代一種跪拜禮，屈膝下拜，以額觸地，表示極度的虔誠。　數十萬：按，此處數字有疑問。《梁書》卷一二《韋叡傳》與此同。但《梁書》卷九《曹景宗傳》作“五萬餘人”。《資治通鑑》卷一四六《梁紀二》武帝天監六年胡三省注引《考異》云：“按魏軍共止數十萬。如《叡傳》所言，似爲太過。”

[8]更生：死而復生，比喻復興。語出《莊子·達生》：“棄世則無累，無累則正平，正平則與彼更生，更生則幾矣。”

[9]中書郎：官名。中書通事郎、中書侍郎的省稱。爲中書令

屬官。章奏經黄門郎署名後，由中書郎進呈皇帝，並讀奏章，代皇帝批閲意見。　周捨：南朝梁大臣、文學家。字升逸，汝南安成（今河南汝南縣）人。東晋左光禄大夫周顗八世孫。本書卷三四有附傳，《梁書》卷二五有傳。

[10]熊耳山：山名。在今河南盧氏縣南。《太平御覽》卷四二引《東觀漢記》："赤眉初降，輦輸鎧甲兵弩積與熊耳山等。"

七年，遷左衛將軍，[1]俄爲安西長史、南郡太守。[2]會司州刺史馬仙琕自北還軍，[3]爲魏人所躡，三關擾動。[4]詔叡督衆軍援焉。叡至安陸，[5]增築城二丈餘，更開大壍，起高樓。衆頗譏其示弱，[6]叡曰："不然，[7]爲將當有怯時。"是時，元英復追仙琕，將復邵陽之耻，聞叡至乃退，帝亦詔罷軍。

[1]左衛將軍：官名。禁衛軍六軍之一。與右衛將軍合稱二衛將軍，掌宫廷宿衛營兵。梁十二班。

[2]俄爲安西長史、南郡太守：按，《梁書》卷一二《韋叡傳》此句後有言"秩中二千石"，本卷删削。安西，官名。安西將軍的省稱。南朝梁、陳時爲八安（安東、安南、安西、安北，安前、安後、安左、安右）將軍之一。梁二十一班。南郡，郡名。治江陵縣，在今湖北荆州市荆州區。

[3]司州：州名。治孝昌縣，在今湖北孝感市北。　馬仙琕：南朝梁著名將領。初名馬仙婢，字靈馥。扶風郿（今陝西眉縣）人。本書卷二六有附傳，《梁書》卷一七有傳。

[4]三關：指平靖關、黄峴關、武陽關三關。平靖關，在今河南信陽市西南；黄峴關，在今河南信陽市南；武陽關，在今河南羅山縣南。　擾動：動盪，騷動。

[5]安陸：縣名。治所在今湖北安陸市。

［6］譏：諷刺，挖苦。

［7］不然：用在對話開頭，表示否定對方的話。意爲“不是這樣”。

十三年，爲丹楊尹，[1]以公事免。十四年，爲雍州刺史。[2]初，叡起兵鄉中，客陰雙光泣止叡，[3]叡還爲州，[4]雙光道候。叡笑曰：“若從公言，乞食於路矣。”餉耕牛十頭。[5]叡於故舊無所惜，士大夫年七十以上，多與假板縣令，[6]鄉里甚懷之。

［1］丹楊尹：官名。丹楊郡行政長官。東晋、南朝皆以建康爲都城，建康在丹楊郡境内，故其長官稱尹，以區别於列郡太守。丹楊尹掌京畿地區行政諸務並詔獄，一度掌少府職事，地位頗重。南齊位次九卿，南朝梁品秩不詳。陳五品，秩中二千石，相當於豫、益、廣、衡等州刺史，遠高於郡太守。

［2］十四年，爲雍州刺史：按，《梁書》卷一二《韋叡傳》所載較此爲詳：“出爲平北將軍、寧蠻校尉、雍州刺史。”

［3］陰雙光：《梁書·韋叡傳》作“陰雋光”。

［4］還：汲古閣本同，殿本作“遷”。

［5］餉：饋贈。

［6］假板：假借名義板授官職。用以尊老，非實授。板，兩晋南北朝時地方長官臨時書授官之辭於板以授官。

十五年，拜表致仕，[1]優詔不許。[2]徵拜護軍，給鼓吹一部，[3]入直殿省。居朝廷恂恂，[4]未嘗忤視，[5]武帝甚禮敬之。性慈愛，撫孤兄子過於己子，歷官所得禄賜，皆散之親故，家無餘財。後爲護軍，居家無事，慕萬石、陸賈之爲人，[6]因畫之於壁以自玩。時雖老，暇日猶課諸兒以學。第三子稜尤明經史，世稱其洽聞。[7]叡每坐使稜説書，其所發擿，[8]稜猶弗之逮。武帝方鋭意釋氏，[9]天下咸從風而化。叡自以信受素薄，[10]位居大臣，不欲與衆俯仰，[11]所行略如佗日。

[1]致仕：辭去官職。一般致仕的年齡爲七十歲，有疾患則提前。官員以何官稱致仕，致仕後的俸禄數目及是否朝見等待遇，與其原官品、功績及皇帝的恩寵程度有關。也稱“休致”。《尚書大傳·略説》：“大夫七十而致仕，老于鄉里，大夫爲父師，士爲少師。”鄭玄注：“所謂里庶尹也。古者仕焉而已者，歸教於閭里。”嚴可均輯《全梁文》卷五一有王僧孺《爲韋雍州致仕表》，即爲代韋叡作。

[2]優詔：皇帝慰勉臣下的詔書。

[3]鼓吹：本爲皇帝出行儀仗的組成部分，南朝時往往賜予皇親國戚或有功大臣，以示尊崇。高級儀仗分爲前部鼓吹、後部鼓吹，前部鼓吹在前開道，以鉦、鼓等大型樂器爲主，樂工步行演奏；後部鼓吹殿後，以簫、笳、鼙等小型樂器爲主，樂工或步行，或在馬上演奏。

[4]恂恂：誠實謙恭的樣子。

[5]忤視：正視。《史記》卷八六《刺客列傳》：“燕國有勇士秦舞陽，年十三，殺人，人不敢忤視。”

[6]萬石：西漢石奮。奮及其四子並以忠誠謹慎著名，皆官至二千石，漢景帝號石奮爲萬石君。《史記》卷一〇三有傳。　陸賈：西漢初楚國人，西漢思想家、政治家、外交家。博學有辯才。陸賈早年追隨劉邦，因能言善辯常出使諸侯。劉邦和文帝時，兩次出使南越，説服趙佗臣服漢朝，對安定漢初局勢做出極大的貢獻。吕后時，説服陳平、周勃等同力誅吕。著有《新語》等。《史記》卷九

七有傳。

［7］洽聞：多聞博識。

［8］發擿：猶闡發。

［9］釋氏：佛姓釋迦的略稱，延伸指佛或佛教。此處指佛教。

［10］信受：佛經尾常有“信受奉行”語，意思是接受教誨，虔敬奉行。比喻堅信不移，奉行不悖。出自《仁王經·末》。

［11］俯仰：低頭與抬頭，泛指隨便應付。

普通元年，[1]遷侍中、車騎將車，[2]未拜，卒於家，年七十九。遺令薄葬，斂以時服。武帝即日臨哭甚慟，[3]贈車騎將軍、開府儀同三司，[4]謚曰嚴。

［1］普通：南朝梁武帝蕭衍年號（520—527）。

［2］侍中：官名。門下省長官。職掌同齊代。員四人。梁十二班。　車騎將車：官名。爲重號將軍，多加授大臣、重要地方長官。梁一百二十五號將軍之一，二十四班。

［3］臨哭：泛稱人死後集衆舉哀或至靈前吊祭。

［4］開府儀同三司：官名。始於東漢。本意指非三公（太尉、司徒、司空）而給予與三公同等的待遇。魏晋以後，將軍開府置官屬者稱開府儀同三司。梁諸將軍開府儀同三司爲十七班。

叡雅有曠世之度，[1]涖人以愛惠爲本，[2]所居必有政績。將兵仁愛，士卒營幕未立，終不肯舍，井竈未成，亦不先食。被服必於儒者，雖臨陣交鋒，常緩服乘輿，執竹如意以麾進止，與裴邃俱爲梁世名將，餘人莫及。

［1］曠世：當代没有人或事物能够相比。

[2]涖：同“蒞”。官吏到任，執行職務或臨朝治理政事。

初，邵陽之役，昌義之甚德叡，請曹景宗與叡會，因設錢二十萬官賭之。[1]景宗擲得雉，叡徐擲得盧，[2]遽取一子反之，[3]曰“異事”，遂作塞。景宗時與群帥争先啓之捷，[4]叡獨居後，其不尚勝率多如是，世尤以此賢之。

[1]官賭：即在官府公廨賭博。

[2]景宗擲得雉，叡徐擲得盧：雉、盧，古代博戲中的彩名。古博以五木爲體，有梟、盧、雉、犢、塞五者。梟最勝，盧次之，雉與犢又次之，塞最下。

[3]遽：立即。

[4]與群帥争先啓之捷：《通志》卷一四〇“捷”上無“之”字。“之”當是衍文。啓，《資治通鑑》卷一四六《梁紀二》武帝天監六年作“告”。

叡兄纂、闡，並早知名。纂仕齊位司徒記室、特進，[1]沈約嘗稱纂於上曰：“恨陛下不與此人同時，其學非臣輩也。”闡爲建寧縣，[2]所得俸禄百餘萬，還家悉委伯父處分，鄉里宗事之。位通直郎。[3]

[1]記室：官名。記室參軍之省稱。諸公軍府屬官，掌文書。特進：加官名號。漢朝優待貴戚勳臣，朝會時特許班次進至三公之下，稱特進。南朝用以安置閑退大臣，加特進者惟加班位，不享受本官之外的吏卒車服等待遇。宋二品。梁十五班。陳二品，秩中二千石。《通典》卷三四：“漢制，諸侯功德優盛，朝廷所敬異者，

賜位特進，位在三公下。”

［2］建寧：縣名。治所在今湖南株洲市。

［3］通直郎：官名。東晋元帝時使員外散騎侍郎二人與散騎侍郎通員當值，故謂之通直散騎侍郎，簡稱通直郎。南朝屬集書省，掌文學侍從，諫諍糾劾，收納章奏，至宋地位較輕，常授衰老之士，多爲加官。

叡子放字元直，[1]身長七尺七寸，腰帶八圍，容貌甚偉。襲封永昌縣侯，位竟陵太守。[2]在郡和理，爲吏人所稱。

［1］放：韋放。《梁書》卷二八有傳。

［2］竟陵：郡名。治霄城，在今湖北京山市東南。

大通元年，[1]武帝遣兼領軍曹仲宗等攻渦陽，[2]又以放爲明威將軍，[3]總兵會之。魏大將軍費穆帥衆奄至，[4]放軍營未立，麾下止有二百餘人。放從弟洵驍果有勇力，單騎擊刺，屢折魏軍，洵馬亦被傷不能進，放胄又三貫矢。[5]衆皆失色，請放突去。[6]放厲聲叱之曰：[7]“今日唯有死爾。”乃免胄下馬，據胡牀處分。士卒皆殊死戰，莫不一當百，逐北至渦陽。魏又遣常山王元昭、大將軍李獎、乞伏寶、費穆等五萬人來援，[8]放大破之。渦陽城主王偉以城降。[9]魏人棄諸營壘，一時奔潰。衆軍乘之，斬獲略盡，禽穆弟超并王偉送建鄴，[10]還爲太子右衛率。[11]

[1]大通元年：按，《梁書》卷二八《韋放傳》作“普通八年”。按，梁普通八年（527）三月改元大通。《資治通鑑》卷一五一《梁紀七》武帝普通七年繫此下所述事於本年九月下。故當以本卷爲是。大通，南朝梁武帝蕭衍年號（527—529）。

[2]兼：官制術語。假職未真授之稱。　領軍：官名。領軍將軍的省稱。掌禁衛軍及京都諸軍。梁十五班。　渦陽：縣名。北魏置。治所在今安徽蒙城縣。

[3]明威將軍：官名。梁代與寧遠、振遠等將軍代舊寧朔將軍。爲一百二十五號將軍之一，十三班。

[4]費穆：北魏名將。本姓費連氏，字朗興，夏州鶉觚縣（今甘肅靈臺縣）人，鮮卑族。懷州刺史費于之孫、梁國鎮將費萬之子。《魏書》卷四四有附傳。　奄至：突然到達。

[5]貫：射中，穿透。

[6]突去：突圍而出。

[7]叱：大聲責罵。

[8]常山：郡名。治真定縣，在今河北正定縣南。　王元昭：字幼明，小字阿倪，河南洛陽（今河南洛陽市）人。昭成帝拓跋什翼犍玄孫，常山簡王拓跋陪斤第三子。《魏書》卷一五有附傳。亦見《元昭墓誌》（參見劉軍《北魏元昭墓誌考釋》，《咸陽師範學院學報》2015 年第 3 期）。　李獎：北魏大臣。字遵穆，頓丘（今河南清豐縣）人。尚書右僕射李平長子。《魏書》卷六五有附傳。　乞伏寶：北魏大臣。《梁書·韋放傳》作“乞佛寶”，不過出土有《魏故使持節都督河凉二州諸軍事衛大將軍河州刺史寧國伯乞伏君墓誌》（參見趙超《漢魏南北朝墓誌彙編》，天津古籍出版社 1992 年版，第 304 頁），同本書作“乞伏寶”。

[9]王偉：中華本改作“王緯”，其校勘記云：“‘王緯’各本作‘王偉’，據《册府元龜》三五二及《陳慶之傳》改。下同。”可從。本卷下同，不再出注。

[10]禽：通“擒”。

[11]太子右衛率：官名。東宮屬官，與太子左衛率合稱太子二衛率，掌東宫宿衛營兵。梁十一班。

中大通二年，[1]徙北徐州刺史。[2]卒於鎮，謚曰宣侯。

[1]中大通：南朝梁武帝蕭衍年號（529—534）。

[2]徙北徐州刺史：按，《梁書》卷二八《韋放傳》所述較此爲詳："徙督北徐州諸軍事、北徐州刺史，增封四百户，持節、將軍如故。"

放性弘厚篤實，[1]輕財好施，[2]於諸弟尤雍穆。[3]每將遠别及行役初還，[4]常同一室卧起，時比之三姜。[5]初，放與吴郡張率皆有側室懷孕，[6]因指爲昏姻。[7]其後各産男女，未及成長而率亡，遺嗣孤弱，放常贍卹之。[8]及爲北徐州，時有貴族請昏者，放曰："吾不失信於故友。"及以息岐娶率女，[9]又以女適率子，[10]時稱放能篤舊。[11]子粲。

[1]弘厚：寬大忠厚。　篤實：忠誠老實，實在。

[2]輕財好施：不吝惜錢財，喜好施捨。出自《三國志》卷五七《吴書·朱據傳》："謙虚接士，輕財好施，禄賜雖豐而常不足用。"

[3]雍穆：和睦，融洽。

[4]行役：舊指因服兵役、勞役或公務而出外跋涉。《詩·魏風·陟岵》："嗟！予子行役，夙夜無已。"《周禮·地官·州長》："若國作民而師田行役之事，則帥而致之。"賈公彦疏："行謂巡狩，

役謂役作。”

[5]三姜：兄弟友情的代名詞。姜肱，東漢時人，《後漢書》卷五三有傳云：“肱與二弟仲海、季江，俱以孝行著聞。其友愛天至，常共卧起。及各娶妻，兄弟相戀，不能別寢，以系嗣當立，乃遞往就室……肱嘗與季江謁郡，夜於道遇盜，欲殺之。肱兄弟更相争死，賊遂兩釋焉，但掠奪衣資而已。既至郡中，見肱無衣服，怪問其故，肱托以它辭，終不言盜。盜聞而感悔，後乃就精廬，求見征君。肱與相見，皆叩頭謝罪，而還所略物。肱不受，勞以酒食而遣之。”

[6]吴郡：郡名。治吴縣，在今江蘇蘇州市。　張率：字士簡，吴郡吴（今江蘇蘇州市）人。南朝齊平都侯張環之子。南朝梁詩人、大臣。《梁書》卷三三有傳。　側室：妾。

[7]指爲昏姻：即所謂“指腹婚”，就是指子女尚在娘肚子裏，父母親就給指定了婚姻，是中國古代的一種特殊嫁娶形式。

[8]常贍：殿本同，汲古閣本作“嘗贍”。

[9]息：指親生子女，此處特指兒子。

[10]適：女子出嫁。

[11]篤舊：以深情厚誼待故舊。

粲字長倩，[1]少有父風，好學仗氣，身長八尺，容觀甚偉。初爲雲麾晋安王行參軍，[2]後爲外兵參軍兼中兵。時潁川庾仲容、吴郡張率前輩才名，[3]與粲同府，並忘年交好。[4]及王爲皇太子，粲自記室遷步兵校尉，[5]入爲東宫領直，[6]後襲爵永昌縣侯，累遷右衛率，[7]領直。粲以舊恩，任寄綢密，[8]雖居職累徙，常留宿衛。頗擅權誕倨，[9]不爲時輩所平。右衛朱异嘗於酒席厲色謂粲曰：[10]“卿何得已作領軍面向人！”[11]大同中，[12]帝嘗不豫，[13]一日暴劇，[14]皇太子以下並入侍疾，内外咸云帝崩。粲將率宫甲度臺，微有喜色，問所由那不見辦長梯。以爲大行幸前殿，[15]須長梯以復也。[16]帝後聞之，怒曰："韋粲願我死。"有司奏推之，帝曰："各爲其主，[17]不足推。"故出爲衡州刺史。[18]皇太子出餞新亭，[19]執粲手曰："與卿不爲久别。"久之，帝復召還爲散騎常侍。[20]

[1]粲字長倩：韋粲，《梁書》卷四三有傳。倩，《梁書·韋粲傳》作"蒨"。

[2]雲麾：官名。雲麾將軍之省稱。梁置，與武臣、爪牙、龍騎將軍代舊前、後、左、右四將軍。爲一百二十五號將軍之一，十八班。　晋安王：梁簡文帝蕭綱的初封爵號。蕭綱，字世纘，小字六通，梁武帝第三子。武帝天監五年（506）封晋安王。本書卷八、《梁書》卷四有紀。晋安，郡名。治候官縣，在今福建福州市。　行參軍：官名。王公府屬官，參掌府曹事，位在正參軍之下。梁武帝天監七年革選，定流内官職爲十八班，以班多者爲貴。皇子府行參軍爲三班。

[3]潁川庾仲容：字子仲，祖籍潁川郡（今河南許昌市），庾登之從孫。南朝梁大臣、詩人。本書卷三五有附傳，《梁書》卷五〇有傳。

[4]忘年交好：年齡輩份不相當人所結成深厚友誼。

[5]步兵校尉：官名。禁軍五校尉之一，掌宿衛士。梁七班。

[6]東宫：太子所居住的宫殿閣。借指太子本人。　領直：宫禁中統領值宿衛士之官。《資治通鑑》卷一六四《梁紀二十》元帝承聖元年："項爲領直。"胡三省注："梁宿衛之官有四廂領直，蓋領直衛之士，因以名官。"

[7]右衛率：中華本據《梁書·韋粲傳》改"右"爲"左"。

按下文《韋黯傳》“兄子粲爲左衛率”，是“右”爲“左”之訛。作“左”是。左衛率，官名。即太子左衛率。與太子右衛率合稱太子二衛率。掌東宫宿衛營兵，亦領兵出征，職任頗重。員一人。梁十一班。

[8]綢：通“稠”。親密，密切。殿本同，汲古閣本作“稠”。

[9]誕倨：放縱傲慢。

[10]右衛：官名。右衛將軍之省稱。與左衛將軍合稱二衛將軍，禁衛軍六軍之一。掌宫廷宿衛營兵。梁十二班。　朱异：字彦和，吴郡錢唐（今浙江杭州市）人。梁武帝寵臣。本書卷六二、《梁書》卷三八有傳。

[11]領軍：官名。領軍將軍之省稱。禁衛軍最高統帥，職任顯要。梁十五班。

[12]大同：南朝梁武帝蕭衍年號（535—546）。

[13]不豫：天子有病的諱稱。

[14]暴劇：忽然加重。

[15]大行：大行皇帝。人物稱謂名詞，帝制時代對皇帝死後且謚號確立之前的稱呼，出自《後漢書》卷五《安帝紀》。“大行”就是永遠離去的意思。大行皇帝的謚號、廟號一旦確立，就改以謚號或廟號作爲正式稱號，不能再稱“大行皇帝”。

[16]復：返、還。《爾雅·釋言》：“復，返也。”《左傳》僖公四年：“昭王南征而不復。”

[17]各爲其主：此指韋粲爲東宫屬官事。

[18]衡州：州名。治含洭縣，在今廣東英德市浛洸鎮。

[19]新亭：地名。在今江蘇南京市南。地近江濱，依山築壘，爲六朝軍事、交通要地。

[20]散騎常侍：官名。集書省長官，掌侍左右，獻納諫諍。宋以後，職以侍從左右、掌圖書文翰爲主，地位降低。員四人。梁十二班。

還至廬陵，[1]聞侯景作逆，[2]便簡閲部下，[3]倍道赴援。至豫章，[4]即就内史劉孝儀共謀之。[5]孝儀曰："必如此，[6]當有敕，[7]安可輕信單使，[8]妄相驚動。或恐不然。"時孝儀置酒，粲怒以杯抵地曰："賊已度江，便逼宫闕，水陸阻斷，何暇有報；假令無敕，豈得自安。韋粲今日何情飲酒。"即馳馬出，部分將發。[9]會江州刺史當陽公大心遣使要粲，[10]粲乃分麾下配第八弟助、第九弟警爲前軍。粲馳往見大心曰："上游蕃鎮，江州去都最近，殿下情計，[11]實宜在先。但中流任重，當須應接，不可闕鎮。今宜張軍聲勢，移鎮盆城，[12]遣偏將賜隨，[13]於事便足。"大心然之，遣中兵柳昕帥兵二千隨粲。[14]粲悉留家累於江州，[15]以輕舸就路。[16]至南洲，[17]粲外弟司州刺史柳仲禮亦帥步騎萬餘人至横江。[18]粲即送糧仗給之，[19]并散私金帛以賞其戰士。

[1]廬陵：郡名。治石陽縣，在今江西吉水縣東北。

[2]侯景：本姓侯骨，字萬景，懷朔鎮（今内蒙古固陽縣）人。本魏將，梁武帝太清元年（547）附梁，二年反，發動侯景之亂，率軍進攻京師建康，屠戮門閥世家，囚殺梁武帝父子。簡文帝大寶二年（551）篡位自稱皇帝，國號爲漢。本書卷八〇、《梁書》卷五六有傳。　作逆：反叛。

[3]簡閲：簡選。

[4]豫章：郡名。治南昌縣，在今江西南昌市。

[5]内史：官名。王國行政長官，掌民政，職同太守。梁不詳。　劉孝儀：劉潜。字孝儀，徐州彭城（今江蘇徐州市）人。大司馬從事中郎劉繪的兒子。梁武帝太清年間在豫章内史任上。本書卷三九有附傳，《梁書》卷四一有傳。

［6］必如此：按，《梁書》卷四三《韋粲傳》作“必期如此”。《册府元龜》卷三七二同本卷，無“期”字。

［7］當有敕：敕，皇帝的詔命。《梁書·韋粲傳》作“當有别敕”。

［8］單使：單獨的使者。

［9］部分：部署，安排。

［10］江州：州名。治柴桑縣，在今江西九江市西南。　當陽公大心：蕭大心。字仁恕，梁簡文帝蕭綱第二子，母爲陳淑容。初封爵號當陽公。簡文帝大寶二年被侯景殺害。本書卷五四、《梁書》卷四四有傳。當陽，縣名。治所在今湖北當陽市。

［11］情計：境況，處境。

［12］盆城：《梁書·韋粲傳》作“湓城”。湓城，又名湓口城。在今江西九江市。

［13］偏將：偏將軍，是最低等級的雜號將軍。

［14］中兵：官名。即中兵參軍。王公府屬官，掌本府親兵。梁六班至二班。

［15］家累：可以指家産，也可指家屬，即妻子子女等。此處當指後者。南朝梁昭明太子蕭統《陶淵明傳》：“爲彭澤令，不以家累自隨。”

［16］輕舸：快船，小船。

［17］南洲：《梁書·韋粲傳》作“南州”。在今安徽當塗縣西北江中。

［18］柳仲禮：字仲立，河東解（今山西臨猗縣）人。太子詹事柳津的兒子。本書卷三八、《梁書》卷四二有附傳。　横江：城名。在今安徽和縣東南長江北岸。

［19］糧仗：軍糧和兵器。

先是，安北鄱陽王範亦自合肥遣西豫州刺史裴之高與其世子嗣帥江西之衆赴都，[1]屯于張公洲，[2]待上流諸軍。至是，之高遣船度仲禮，與粲合軍進屯新林王游苑。[3]粲建議推仲禮爲大都督，報下流衆軍。裴之高自以年位高，耻居其下。乃云："柳節下已是州將，[4]何須我復鞭板。"[5]累日不决。[6]粲乃抗言於衆曰：[7]"今同赴國難，義在除賊，所推柳司州者，政以久捍邊疆，先爲侯景所憚。[8]且士馬精鋭，無出其前。若論位次，柳在粲下，語其年齒，亦少於粲，直以社稷之計，不得復論。今日貴在將和，若人心不同，大事去矣。裴公朝之舊齒，[9]豈應復挾私以阻大計。粲請爲諸君解釋之。"乃單舸至之高營切讓之。[10]之高泣曰："吾荷國榮，自應帥先士卒，顧恨衰老，不能效命，企望柳使君共平凶逆。前謂衆議已定，無俟老夫爾。[11]若必有疑，當剖心相示。"[12]於是諸將定議，仲禮方得進軍。次新亭，賊列陣於中興寺，[13]相持至晚各解歸。[14]

[1]安北：官名。安北將軍的省稱。將軍名號。與安東、安西、安南將軍合稱四安將軍，爲出鎮方面的軍事長官，或作爲刺史兼理軍務的加官，職任頗重。梁爲一百二十五號將軍之一，二十一班。　鄱陽王範：蕭範。字世儀，南蘭陵蘭陵（今江蘇常州市武進區）人，生於江夏郡（今湖北武漢市）。梁武帝弟蕭恢之子。嗣父爵爲鄱陽王。本書卷五二、《梁書》卷二二有附傳。　合肥：縣名。治所在今安徽合肥市。　西豫州：州名。治廣陵城，在今河南息縣。　裴之高：南朝梁大臣。本書卷五八、《梁書》卷二八《裴邃傳》有附傳。

[2]張公洲：即蔡洲，地名。在今江蘇南京市西南，原爲長江中沙洲，今已併於陸地。

[3]與粲合軍進屯新林王游苑：按，《梁書》卷四三《韋粲傳》作“與合軍進屯王遊苑”，脱“粲”與“新林”。《梁書·韋粲傳》中華本校勘記據本卷補。王游苑，苑名。築成於梁武帝太清元年(547)，故址在今江蘇南京市西南。

[4]節下：對將領的敬稱。　州將：六朝時對州刺史之通稱。《資治通鑑》卷一四三《齊紀九》東昏侯永元二年下胡三省注：“州刺史當方面，總兵權，故曰州將。”

[5]鞭板：古代禮制。武將執鞭清道和文官執板侍立爲見到上官時的禮節。

[6]累日：多日。

[7]抗言：高聲而言，直言。

[8]憚：敬畏。

[9]舊齒：耆舊，老臣，舊臣。《三國志》卷五七《吴書·陸績傳》：“虞翻舊齒名盛，龐統荆州令士，年亦差長，皆與績友善。”《文選》陸機《門有車馬客行》：“親友多零落，舊齒皆彫喪。”吕延濟注：“舊齒，耆老也。”

[10]切讓：嚴厲責備。

[11]俟：等待。

[12]剖心相示：謂掬誠相示。

[13]中興寺：佛寺名。在今江蘇南京市南。

[14]解歸：收兵。

是夜，仲禮入粲營部分衆軍，旦日將戰，[1]諸將各有據守。令粲頓青塘，[2]當石頭中路。[3]粲慮柵壘未立，賊争之，頗以爲憚，[4]謂仲禮曰：“下官才非禦武，[5]直欲以身徇國，節下善量其宜，不可致有虧喪。”仲禮曰：“青塘立營，迫近淮渚，[6]欲以糧儲船乘盡就迫之。此事大，非兄不可。若疑兵少，當更差軍相助。”粲帥所部水陸俱進。時昏霧，軍人失道，比及青塘，夜已過半，壘柵至曉未合。景登禪靈寺門，[7]望粲營未立，便率鋭卒來攻。軍敗，乘勝入營，左右高馮牽粲避賊，[8]粲不動，兵死略盡，遂見害。粲子尼及三弟助、警、構、從弟昂皆戰死，親戚死者數百人。賊傳粲首闕下，[9]以示城内。簡文聞之流涕，[10]謂御史中丞蕭愷曰：[11]“社稷所寄，唯在韋公，如何不幸，[12]先死行陣。”詔贈護軍將軍。元帝平侯景，追謚忠貞。

[1]旦日：第二天。

[2]青塘：即青溪塘。在今江蘇南京市西南。

[3]石頭：即石頭城。在今江蘇南京市西清涼山。其地負山面江，形勢險固，爲六朝軍事要地。

[4]憚：畏懼。

[5]下官才非禦武：武，《梁書》卷四三《韋粲傳》作“侮”，可從改。《詩·大雅·緜》：“予曰有奔奏，予曰有禦侮。”毛亨《傳》：“武臣折衝曰禦侮。”

[6]淮：指秦淮河。　渚：水中小塊陸地。

[7]禪靈寺：佛寺名。在今江蘇南京市西南秦淮河附近。

[8]左右高馮牽粲避賊：按，《梁書·韋粲傳》作“左右牽粲避賊”。

[9]闕下：宫闕之下。借指帝王所居的宫廷或京城。此處當指建康城下。

[10]簡文：梁簡文帝蕭綱。字世纘，小字六通，梁武帝蕭衍第三子。本書卷八、《梁書》卷四有紀。　流涕：流淚。涕，古代一般指眼淚，用泗指鼻涕。如涕泗交流。後來淚代替了涕，涕代替了泗，泗一般不再使用。

［11］御史中丞：官名。南朝時亦稱“南司”。御史臺長官，掌監察執法，糾彈百官。梁十一班。　蕭愷：南朝梁大臣、文學家。南蘭陵（今江蘇常州市武進區）人。出身蘭陵蕭氏齊梁房。文學家蕭子顯次子，齊高帝蕭道成曾孫、豫章文獻王蕭嶷之孫。本書卷四二、《梁書》卷三五有附傳。又按，《梁書·韋粲傳》刪削“謂御史中丞蕭愷”數字。

［12］如何：奈何。

子諒，以學業爲陳始興王叔陵所引，[1]爲中録事參軍兼記室。[2]叔陵敗，[3]伏誅。放弟正。

［1］陳始興王叔陵：陳叔陵。字子嵩，陳宣帝第二子。宣帝時封始興郡王。本書卷六五、《陳書》卷三六有傳。　引：領，招來。

［2］中録事參軍：官名。王公軍府屬官，掌總録衆署文書，舉彈善惡。陳自六品至九品，皆依府主地位而定。皇弟皇子府中録事參軍六品。

［3］叔陵敗：太建十四年（582）陳宣帝駕崩後，陳叔陵發動叛亂，兵敗伏誅。

正字敬直，[1]位襄陵太守。[2]初，正與東海王僧孺善，[3]及僧孺爲吏部郎，[4]參掌大選，賓友故人莫不傾意，[5]正獨澹然。[6]及僧孺擯廢，[7]正復篤素分，[8]有踰曩日，[9]論者稱焉。卒於給事黄門侍郎。[10]子載。

［1］正：韋正。《梁書》卷一二有附傳。

［2］襄陵：按，《梁書·韋正傳》作“襄陽”，是。襄陽，郡名。治襄陽縣，在今湖北襄陽市。

[3]東海：郡名。治郯縣，在今山東郯城縣。　王僧孺：南朝梁詩人、駢文家。東海郯（今山東郯城縣）人。本書卷五九、《梁書》卷三三有傳。

[4]吏部郎：官名。即尚書吏部郎。尚書省吏部曹長官，屬吏部尚書。掌官吏銓選、任免事宜。位在諸曹郎之上。梁十一班。

[5]傾意：迎合，奉承。

[6]澹然：即“淡然”。恬淡貌，安定貌，安静貌。

[7]僧孺擯廢：本書《王僧孺傳》指出原因：“初，帝問僧孺妾媵之數，對曰：‘臣室無傾視。’及在南徐州，友人以妾寓之，行還，妾遂懷孕。爲王典籤湯道愍所糾，逮詣南司，坐免官，久之不調。”事蓋即此。

[8]素分：平日情分。

[9]曩日：往日，以前。

[10]給事黄門侍郎：官名。門下省的次官，協助長官侍中掌侍從贊相，獻納諫正，糾駁制敕。陳四品，秩二千石。

載字德基，[1]少聰慧，篤志好學。[2]年十二，隨叔父棱見沛國劉顯，[3]顯問《漢書》十事，載隨問應無疑滯。[4]及長，博涉文史，沈敏有器局。[5]仕梁爲尚書三公郎。[6]

[1]載：韋載。《陳書》卷一八有傳。

[2]篤志：專心一意。

[3]沛國：治相縣，在今安徽濉溪縣西北。　劉顯：字嗣芳，沛國相（今安徽濉溪縣）人。本名頲，齊武帝以字難識，改名顯。幼聰敏，號曰神童。好學，博涉多通。本書卷五〇有附傳，《梁書》卷四〇有傳。

[4]疑滯：遲疑不決，猶豫不定。

［5］沈：同“沉”。沉著聰慧。

［6］尚書三公郎：官名。尚書省三公曹長官通稱。梁侍郎六班，郎中五班。陳侍郎、郎中並四品，秩六百石。

侯景之亂，元帝承制，以爲中書侍郎。尋爲尋陽太守，[1]隨都督王僧辯東討侯景。[2]景平，歷位琅邪、義興太守。[3]陳武帝誅王僧辯，[4]乃遣周文育襲載，[5]載嬰城自守。[6]載所屬縣，並陳武舊兵，[7]多善用弩，載收得數十人，繫以長鎖，令所親監之，使射文育軍。約曰：“十發不兩中者死。”每發輒中，所中皆斃，相持數旬。陳武帝聞文育軍不利，以書喻載以誅王僧辯意，并奉梁敬帝敕，[8]敕載解兵。載得書，乃以衆降。陳武帝引載恒置左右，與之謀議。

［1］尋陽：郡名。東晉咸和中移治柴桑縣，在今江西九江市西南。南朝梁武帝太清中移治柴桑縣之湓口城，在今江西九江市。

［2］都督：官名。地方軍政長官。分使持節、持節、假節三種，職權各有不同。稱都督諸州軍事，領駐在州刺史。　王僧辯：南朝梁名將。字君才，太原祁（今山西祁縣）人。右衛將軍王神念之子。僧辯以勇略著稱。梁簡文帝大寶二年（551）擊敗侯景。次年與陳霸先平定侯景之亂。元帝承聖四年（555），迎北齊支持的貞陽侯爲帝，遭陳霸先反對。王僧辯兵敗被殺。本書卷六三有附傳，《梁書》卷四五有傳。

［3］琅邪：郡名。此應指南琅邪。寄治白下城，在今江蘇南京市北金川門外幕府山南麓。　義興：郡名。治陽羨縣，在今江蘇宜興市。

［4］陳武帝：陳霸先。梁敬帝太平二年（557）十月辛未，梁

敬帝禪位於陳霸先。本書卷九、《陳書》卷一、卷二有紀。　誅王僧辯：梁元帝承聖四年，王僧辯在北齊的威逼利誘下，迎立北齊扶植的貞陽侯蕭淵明爲皇帝，遭到陳霸先反對。陳霸先起兵十萬，攻入建康，將王僧辯擒殺。

[5]周文育：南朝陳名將。字景德，義興陽羨（今江蘇宜興市）人。平侯景之亂有功，除游擊將軍，封東遷縣侯。官至鎮南將軍。屢立戰功，爲陳霸先主要將領之一。後爲豫章内史熊曇郎所害。本書卷六六、《陳書》卷八有傳。

[6]嬰城：環城而守。出自《戰國策・秦策四》："小黄、濟陽嬰城，而魏氏服矣。"鮑彪注："嬰，猶縈也，蓋二邑環兵自守。"

[7]載所屬縣，並陳武舊兵：中華本據《陳書》卷一八《韋載傳》於"縣"後脱"卒"字。可從。

[8]梁敬帝：蕭方智。字慧相，小字法真，梁元帝第九子。公元555年九月被陳霸先擁立爲帝，公元557年十月，禪位於陳霸先。陳武帝即位，奉其爲江陰王，後薨於外邸，時年十六，追謚爲敬皇帝。本書卷八、《梁書》卷六有紀。

徐嗣徽、任約等引齊軍濟江，[1]據石頭城，帝問計於載。載曰："齊軍若分兵先據三吴之路，[2]略地東境，[3]則時事去矣。今可急於淮南即侯景故壘築城，以通東道轉輸，[4]别令輕兵絶其糧運，使進無所虜，退無所資，則齊將之首，旬日可致。"帝從之。

[1]徐嗣徽：高平（今山東巨野縣）人。侯景之亂，西歸荆州，梁元帝授以羅州刺史，以功遷太子右衛率、秦州刺史。陳霸先殺王僧辯後，其於梁敬帝太平元年（556）挾北齊軍攻陳，兵敗被殺。本書卷六三有附傳。　任約：南朝梁武帝時將領。侯景部屬，隨侯景反，爲儀同南道行臺。梁敬帝時與徐嗣輝舉兵反，戰敗奔於

江西。

[2]三吴：指吴郡、吴興、會稽三郡。

[3]略地：占領土地，侵占土地。《史記》卷八九《張耳陳餘列傳》："足下必將戰勝然後略地，攻得然後下城，臣竊以爲過矣。誠聽臣之計，可不攻而降城，不戰而略地，傳檄而千里定，可乎？"

[4]轉輸：運輸。《史記》卷九七《酈生陸賈列傳》："夫敖倉，天下轉輸久矣，臣聞其下迺有藏粟甚多。"

永定中，[1]位散騎常侍、太子右衛率。天嘉元年，[2]以疾去官。載有田十餘頃，在江乘縣之白山，[3]至是遂築室而居，屏絶人事，[4]吉凶慶弔，[5]無所往來，不入籬門者幾十載。[6]卒於家。載弟鼎。

[1]永定：南朝陳武帝陳霸先年號（557—559）。

[2]天嘉：南朝陳文帝陳蒨年號（560—566）。

[3]江乘：縣名。屬太興郡。治所在今江蘇句容市北。　白山：在今江蘇南京市東。

[4]屏絶：斷絶來往。

[5]吉凶慶弔：喜事的慶賀和喪事的吊唁。

[6]籬門：竹籬的門。常借指隱居的茅舍。

鼎字超盛，少通曉，博涉經史，明陰陽逆刺，[1]尤善相術。仕梁起家湘東王法曹參軍。[2]遭父憂，水漿不入口者五日，哀毁過禮，殆將滅性。[3]服闋，[4]爲邵陵王主簿。[5]侯景之亂，鼎兄昂於京口戰死，[6]鼎負屍出，寄于中興寺，求棺無所得。鼎哀憤慟哭，忽見江中有物流至鼎所，竊異之，往視乃新棺也，因以充斂。[7]元帝聞之，以爲精誠所感。

［1］逆刺：即逆刺占。逆刺占是一種預測來卜者所卜何事及其吉凶的占卜術，在隋唐宋史籍中書目中有載，並且多託名於京房，但是久已佚失，目前唯一可見的就是敦煌文獻中的六件文物。在史書中最早記載逆刺占的是《北齊書・許遵傳》："許遵，高陽人，明易善筮，兼曉天文、風角、占相，逆刺，其驗若神。"逆刺占類著作則始見於《隋書・經籍志》，並且在《舊唐書・經籍志》《新唐書・藝文志》《宋史・藝文志》亦有著録並均託名於京房。見載於《隋書・經籍志三》的有《逆刺》一卷（京房），《逆刺占》一卷、《逆刺總訣》一卷、《周易逆刺占災異占事》十二卷共四種，此後歷代書目越來越少，到《舊唐書・經籍志下》著録京房撰《逆刺》三卷。《新唐書・藝文志三》則著録爲：京氏《逆刺》三卷、費直撰《費氏周易逆刺占災異》十二卷。《宋史・藝文志五》則有《周易逆刺》一卷。

［2］湘東王：蕭繹。字世誠，梁武帝蕭衍第七子。武帝天監十三年（514）封湘東王。簡文帝大寶二年（551）十一月在江陵稱帝，改元承聖。本書卷八、《梁書》卷五有紀。湘東，郡名。治臨烝縣，在今湖南衡陽市。　法曹參軍：官名。王公將軍府法曹長官，掌府内刑獄律令。多爲行參軍，是無俸禄的散官。梁皇弟、皇子府法曹參軍，三班；嗣王府法曹參軍，二班。

［3］滅性：因喪親過哀而毀滅生命。《禮記・喪服四制》："毀不滅性，不以死傷生也。"

［4］服闋：守喪期滿除服。

［5］邵陵王：蕭綸。梁宗室宰相。字世調，小字六真，南蘭陵（今江蘇常州市武進區）人。梁武帝第六子。武帝天監十三年封邵陵郡王。本書卷五三、《梁書》卷二九有傳。

［6］京口：地名。又稱京城、京、北京，在建康之東，是拱衛

京師的軍事要地。在今江蘇鎮江市。

[7]斂：收起。

侯景平，司徒王僧辯以爲户曹屬。[1]累遷中書侍郎。陳武帝在南徐州，[2]鼎望氣知其當王，遂寄孥焉。[3]因謂陳武帝曰："明年有大臣誅死，後四歲，梁其代終。天之曆數，當歸舜後。[4]昔周滅殷氏，[5]封嬀汭于宛丘，[6]其裔子孫，因爲陳氏。僕觀明公，[7]天縱神武，繼絶統者無乃是乎。"[8]武帝陰有圖僧辯意，聞其言大喜，因而定策。及受禪，[9]拜黄門侍郎。太建中，[10]以廷尉卿爲聘周使，[11]加散騎常侍。後爲太府卿。[12]

[1]户曹屬：官名。王公府屬官，掌民户農桑事。員一人。齊及梁初不詳。

[2]南徐州：州名。僑寄於京口城，在今江蘇鎮江市。

[3]寄孥：寄託妻子和兒女。

[4]舜：傳説中父系氏族社會後期部落聯盟領袖。姚姓，一作嬀姓，號有虞氏，名重華，史稱"虞舜"。

[5]周滅殷氏：即武王伐紂事件。指大約公元前1046年周武王姬發帶領周與各諸侯聯軍起兵討伐商王帝辛（紂），最終建周滅商的歷史事件。

[6]嬀汭：嬀水隈曲之處。傳説舜居於此，堯將兩個女兒嫁給他。嬀水在山西省永濟縣南，源出曆山，西流入黄河。《尚書·堯典》："釐降二女於嬀汭，嬪于虞。"孔傳："舜爲匹夫，能以義理下帝女之心于所居嬀水之汭，使行婦道于虞氏。"陸德明釋文："汭，音如鋭反，水之内也。杜預注《左傳》云：'水之隈曲曰汭。'"孔穎達疏："水在河東虞鄉縣曆山西，西流至蒲阪縣南入於河。舜

居其旁。”一説“汭”皆水名。　宛丘：古地名。古時又稱陳州，位於今天的河南周口市淮陽區。

［7］明公：舊時對有名位者的尊稱。

［8］絶統：中斷之宗祀。多用於王室或有爵位者。

［9］受禪：亦作“受嬗”。王朝更迭，新皇帝承受舊帝讓給的帝位。

［10］太建：南朝陳宣帝陳頊年號（569—582）。

［11］廷尉卿：官名。即廷尉。南朝梁、陳稱“廷尉卿”。職掌國家刑獄事。陳三品，秩中二千石。　周：北周。

［12］太府卿：官名。南朝梁武帝天監七年（508）置，爲十二卿之一，掌管金帛庫藏出納、關市税收，以供國家、宫廷用度。十三班。陳因之，三品，秩中二千石。

至德初，[1]鼎盡貨田宅，[2]寓居僧寺。友人大匠卿毛彪問其故，[3]答曰：“江東王氣，[4]盡於此矣。吾與爾當葬長安，[5]期運將及，故破産爾。”[6]

［1］至德：南朝陳後主陳叔寶年號（583—586）。

［2］貨：引申指“賣”。如：貨殖、貨賣。

［3］大匠卿：官名。“將作大匠”的别稱。掌管土木工程事務。陳沿置，三品，秩中二千石。

［4］江東：地功能變數名稱。一名江左。因長江在今安徽蕪湖市、江蘇南京市間大致作南北流向，故習稱自此而下的長江南岸地區爲江東或江左。

［5］長安：北周都城，在今陝西西安市北。

［6］破産：放棄財産。

初，鼎之聘周也，嘗遇隋文帝，[1]謂曰：“觀公容貌，不久必大貴，貴則天下一家。歲一周天，老夫當委質，[2]願深自愛。”[3]及陳亡，[4]驛召入京，[5]授上儀同三司，[6]待遇甚厚，每公宴，鼎恒預焉。性簡貴，雖爲亡國之臣，未嘗俯仰當世。時吏部尚書韋世康兄弟顯貴，[7]隋文帝從容謂鼎曰：“世康與公遠近？”對曰：“臣宗族南徙，昭穆非臣所知。”[8]帝曰：“卿百代卿族，豈忘本也。”命官給酒肴，遣世康請鼎還杜陵。[9]鼎乃自楚太傅孟以下二十餘世，[10]並考論昭穆，作《韋氏譜》七卷示之，歡飲十餘日乃還。時蘭陵公主寡，[11]上爲之求夫，選親衛柳述及蕭瑒等以示鼎，[12]鼎曰：“瑒當封侯，而無貴妻之相；述亦通顯，而守位不終。”上曰：“位由我爾。”遂以主降述。上又問鼎，諸兒誰爲嗣位。答曰：“至尊皇后所最愛者，[13]當與之，非臣敢預知也。”上笑曰：“不肯顯言乎？”

[1]隋文帝：楊堅。小名那羅延，弘農華陰（今陝西華陰市）人。隋朝開國皇帝。《隋書》卷一、卷二，《北史》卷一一有紀。

[2]委質：亦作“委摯”“委贄”。原義爲放下禮物。古代卑幼往見尊長，不敢行賓主授受之禮，把禮物放在地上，然後退出。《禮記·曲禮下》：“卿羔，大夫鴈，士雉，庶人之摯匹，童子委摯而退。”孔穎達疏：“童子見先生或朋友，既未成人，不敢與主人相授受拜伉之儀，但奠委其摯於地而自退辟之。”後引申爲向君主獻禮，表示獻身，由此引申爲臣服、歸附。

[3]自愛：自己愛護自己，自重。《老子》：“是以聖人自知不自見，自愛不自貴。”《史記》卷八《高祖本紀》：“臣少好相人，相人多矣，無如季相，願季自愛。”

[4]陳亡：陳後主禎明二年（588）隋文帝楊堅命其子楊廣等

統軍攻陳，至次年攻陷建康，陳朝滅亡。

[5]驛召：以驛馬傳召。

[6]上儀同三司：勳官號。北周置。隋朝爲散實官，煬帝大業三年（607）罷。四品。唐初雜用隋制，高宗咸亨五年（674）以其比上騎都尉。

[7]吏部尚書：官名。尚書省吏部曹長官，位居列曹尚書之上，掌官吏銓選考課。隋正三品。　韋世康：字世康，京兆杜陵（今陝西西安市長安區）人。西魏至隋朝大臣。逍遥公韋敻之子。主要功績是滅亡北齊，治理絳州和荆州。《隋書》卷四七有傳，《北史》卷六四有附傳。

[8]昭穆：古代宗法制度規定宗廟次序，始祖廟居中，以下父子（祖、父）遞爲昭穆，左爲昭，右爲穆。死後的墳墓以及子孫在祭祀祖先時均按此種規定排列。後也泛指宗族的輩分。

[9]杜陵：縣名。治所在今陝西西安市東南。

[10]楚太傅孟：彭城（今江蘇徐州市）人。漢高帝六年（前155）爲楚元王傅，歷輔其子楚夷王劉郢客及孫劉戊。劉戊荒淫無道，在漢景帝二年（前155）被削王，與吴王劉濞通謀作亂，次年事敗自殺。韋孟在劉戊亂前，作詩諷諫，然後辭官遷家至鄒（今山東鄒城市），有詩詠其事。

[11]蘭陵公主：字阿五，弘農華陰（今陝西華陰市）人。隋文帝楊堅第五女，母爲文獻皇后獨孤伽羅。

[12]柳述：字業隆，河東解（今山西臨猗縣）人。納言柳機長子，隋文帝楊堅之婿。《隋書》卷四七、《北史》卷六四有附傳。　蕭瑒：字同文，南蘭陵（今江蘇常州市武進區）人。梁明帝蕭巋之子，隋煬帝蕭皇后弟弟。洛陽博物館館藏隋煬帝大業八年（612）秘書監左光禄大夫陶丘簡侯《蕭瑒墓誌銘》誌石與舊拓。誌石爲清末洛陽城北前海資村（今向陽村）出土，現存洛陽博物館。

[13]至尊皇后：隋朝文獻皇后獨孤伽羅。複姓獨孤，字伽羅，河南洛陽（今河南洛陽市）人，鮮卑族。隋朝第一任皇后，北周太

保獨孤信第七女。隋朝開國後，册封皇后。通曉經史，信仰佛學，參預朝政，對於“開皇之治”功不可没，並稱“二聖”。《隋書》卷三六、《北史》卷一四有傳。

開皇十三年，[1]除光州刺史，[2]以仁義教導，務弘清静。[3]州中有土豪，[4]外脩邊幅，而内行不軌，常爲劫盜。鼎於都會時謂之曰：“卿是好人，那忽作賊。”[5]因條其徒黨姦謀逗遛，[6]其人驚懼，即自首伏。[7]又有人客游，通主家之妾，及其還去，妾盗珍物，於夜逃亡，尋於草中爲人所殺。主家知客與妾通，因告客殺之。縣司鞫問，[8]具得姦狀，因斷客死。獄成，上於鼎，鼎覽之，曰：“此客實姦，而不殺也。乃某寺僧詃妾盗物，[9]令奴殺之，贓在某處。”[10]即放此客，遣人掩僧，[11]并獲贓物。自是部内肅然，[12]咸稱其神，道無拾遺。[13]尋追入京，頃之，而卒于長安，年七十九。正弟稜。

[1]開皇：隋文帝楊堅年號（581—600）。

[2]光州：州名。治光城縣，在今河南光山縣。

[3]清静：不煩擾。多指爲政清簡，無爲而治。《史記》卷五四《曹相國世家》：“蓋公爲言治道貴清静而民自定。”

[4]土豪：地方上有錢有勢的家族或個人。

[5]那忽：如何，怎麽。

[6]逗遛：停留，暫時不繼續前進。《漢書》卷九四上《匈奴傳上》：“上以虎牙將軍不至期，詐增鹵獲，而祁連知虜在前，逗遛不進，皆下吏自殺。”顔師古注：“孟康曰：‘律語也，謂軍行頓止，稽留不進也。’”

[7]首伏：坦白服罪。

[8]鞫問：審訊。

[9]詃：誘騙。

[10]贓：指貪污受賄或偷盗所得的財物。

[11]掩：乘人不備襲擊、捕捉。

[12]肅然：形容十分恭敬的樣子。

[13]道無拾遺：路上没有人把别人丢失的東西拾走。形容社會風氣好。同“道不拾遺”。《東觀漢記》卷一《光武帝紀》：“商賈重寶，單車露宿，牛馬放牧，道無拾遺。”

稜字威直，[1]性恬素，以書史爲業，博物彊記，[2]當世士咸就質疑。[3]位終光禄卿。[4]著《漢書續訓》二卷。[5]稜弟黯。

[1]稜：韋稜。《梁書》卷一二有附傳。

[2]博物：通曉衆物，見多識廣。　彊記：記憶力特别强。

[3]當世士咸就質疑：《梁書·韋稜傳》作“當世之士，咸就質疑”。

[4]光禄卿：官名。南朝梁武帝天監七年（508）改光禄勳置，位列十二卿，掌宫殿門户及一部分宫廷供御事務。陳因之，三品，秩中二千石。

[5]著《漢書續訓》二卷：中華本據《梁書·韋稜傳》及《册府元龜》卷六〇六改“二”爲“三”。按，《隋書·經籍志二》亦作“三卷”，云“梁北平諮議參軍韋稜撰”。

黯字務直，[1]性彊正，[2]少習經史，位太府卿。侯景濟江，黯屯六門，[3]尋改爲都督城西面諸軍。時景於城外起東西二土山，城内亦應之，簡文親自負土，哀太子以下，[4]躬執畚鍤。[5]黯守西土山，晝夜苦戰。以功授輕車將軍，[6]加持節，[7]卒於城内。

[1]黯：韋黯。《梁書》卷一二有附傳。

[2]彊正：剛正不阿。

[3]六門：建康宫城有大司馬門、萬春門、東華門、西華門、太陽門、承明門六門。參見《資治通鑑》卷一六四《梁紀二十》元帝承聖元年下胡三省注。

[4]哀太子：梁簡文帝太子蕭大器謚號。蕭大器，字仁宗，南蘭陵（今江蘇常州市武進區）人。南朝梁宗室，梁武帝蕭衍之孫，梁簡文帝蕭綱的嫡長子，母親爲皇后王靈賓。元帝承聖元年（552），其叔父湘東王蕭繹即位後，追封他爲哀太子。本書卷五四、《梁書》卷八有傳。

[5]畚鍤：亦作"畚插"。畚，盛土器；鍤，起土器。泛指挖運泥土的用具。亦借指土建之事。

[6]輕車將軍：官名。將軍名號。統兵出征。梁一百二十五號將軍之一，十四班。

[7]持節：古代大臣奉皇帝之命出行，持符節以爲憑證並示威重。南北朝軍事長官的職權分爲使持節、持節、假節三等。使持節可誅殺二千石以下官員。持節可殺無官位之人，在軍事中可誅殺二千石以下官員。假節唯軍事中得殺犯軍令者。

初，黯爲太僕卿，[1]而兄子粲爲左衛率，黯以常怏怏，[2]謂人曰："韋粲已落驊騮前，[3]朝廷是能用才不？"識者頗以此鬩之。[4]

[1]太僕卿：官名。梁十二卿之一。武帝天監七年（508）加置。掌皇室車馬及畜牧事。十班。

［2］黯以常怏怏：中華本據《通志》於“以”字後補“故”字。

［3］驊騮：指赤紅色的駿馬，周穆王的“八駿”之一。常指代駿馬。

［4］闚：小看，輕視。

裴邃字深明，[1]河東聞喜人，[2]魏冀州刺史徽之後也。[3]祖壽孫，寓居壽陽，[4]爲宋武帝前軍長史。[5]父仲穆，驍騎將軍。[6]

［1］裴邃：《梁書》卷二八有傳。　深：《梁書·裴邃傳》作“淵”，此避唐高祖李淵諱改。

［2］河東：郡名。治安邑縣，在今山西夏縣西北。　聞喜：縣名。治所在今山西聞喜縣。此裴氏祖籍。

［3］冀州刺史徽：按，《梁書·裴邃傳》作“襄州刺史綽之後也”。《梁書》中華本校勘記云：“‘襄州刺史綽’《南史》作‘冀州刺史徽’。按西魏以前無襄州，裴綽亦未嘗爲刺史。裴徽曾爲冀州刺史，見《三國魏志》。疑《南史》作‘冀州刺史徽’爲是。”可從。裴徽，字文秀，河東聞喜（今山西聞喜縣）人。東漢尚書令裴茂之子，河東裴氏西眷之祖。出身河東裴氏。高才遠度，善言玄理。門蔭入仕，累遷冀州刺史，人稱裴冀州。

［4］壽陽：縣名。治所在今安徽壽縣。

［5］宋武帝：劉裕。字德輿，小名寄奴，彭城（今江蘇徐州市）人。南朝宋建立者。仕晉官至相國，封宋王。晉恭帝元熙二年（420）代晉稱帝。本書卷一，《宋書》卷一至卷三有紀。　前軍：官名。前軍將軍之省稱。與後軍、左軍、右軍合稱四軍將軍，爲禁衛軍主要將領之一，掌宿衛。晉四品。　長史：官名。王公軍府屬官，掌本府官吏。晉七品。

[6]驍騎將軍：官名。將軍名號。禁衛軍六軍之一，領營兵，掌宫廷侍衛。宋四品。

邃十歲能屬文，[1]善《左氏春秋》。齊東昏踐祚，[2]始安王蕭遥光爲揚州刺史，[3]引邃爲參軍。遥光敗，[4]邃還壽陽，[5]會刺史裴叔業以壽陽降魏，[6]邃遂隨衆北徙。魏宣武帝雅重之。[7]仕魏爲魏郡太守。[8]魏遣王肅鎮壽陽，[9]邃固求隨肅，密圖南歸。梁天監初，自拔南還，除後軍諮議參軍。[10]邃求邊境自效，[11]以爲廬江太守。

[1]屬文：連綴字句成文。即撰寫文章。

[2]齊東昏：齊東昏侯蕭寶卷。字智藏，南蘭陵（今江蘇常州市武進區）人，齊明帝次子。蕭衍起兵攻破建康後被殺。後被追封爲東昏侯。本書卷五、《南齊書》卷七有紀。　踐祚：帝王即位。

[3]始安王蕭遥光：字元暉，南蘭陵（今江蘇常州市武進區）人，始安靖王蕭鳳之子，齊明帝侄。本書卷四一、《南齊書》卷四五有傳。　揚州：州名。治建康縣，在今江蘇南京市。按，南朝時揚州刺史治所或在臺城西之西州城（今江蘇南京市秦淮區朝天宫東、運瀆故道西岸一帶），或在臺城東之東府（今江蘇南京市通濟門附近，南臨秦淮河）。宋孝武帝孝建三年（456）之前，宗室諸王以宰相録尚書事而兼揚州刺史者居東府，其他任揚州刺史者（包括異姓宰相録尚書事兼揚州刺史）則居西州。宋孝武帝孝建三年之後，在通常情況下，不管是否是宰相録尚書事，揚州刺史皆居東府（參見熊清元《南朝之揚州刺史及其治所考析》，《黄岡師專學報》1994年第2期）。

[4]遥光敗：齊東昏侯永元元年（499）蕭遥光效仿齊明帝奪位故事，起兵反叛，自稱皇帝，年號天復，兵敗被殺，夷滅三族。

[5]壽陽：縣名。治所在今安徽壽縣。

[6]裴叔業：河東聞喜（今山西聞喜縣）人。曹魏冀州刺史裴徽的後代。仕齊，官至豫州刺史。東昏侯蕭寶卷即位後，受到猜忌，率兵投順北魏，授散騎常侍、征南將軍、豫州刺史，册封蘭陵郡公，食邑三千户。《南齊書》卷五一有傳。

[7]魏宣武帝：元恪。河南洛陽（今河南洛陽市）人，鮮卑族。北魏孝文帝元宏次子。《魏書》卷八、《北史》卷四有紀。

[8]魏郡：北魏郡名。治鄴縣，在今河北臨漳縣西南。

[9]王肅：字恭懿，琅邪臨沂（今山東臨沂市）人。南朝齊尚書左僕射王奂之子。父奂，齊雍州刺史，爲齊武帝所殺。肅逃奔北魏。魏改豫州爲揚州，以肅爲督淮南諸軍事、揚州刺史，鎮壽陽。《魏書》卷六三有傳。

[10]後軍：官名。後軍將軍之省稱。左、右、前、後四軍將軍之一，爲禁衛軍主要將領，掌宿衛。　諮議參軍：官名。王公官府屬官，掌諷議。

[11]自效：願爲别人或集團貢獻自己的力量或生命。

五年，征邵陽洲，[1]魏人爲長橋斷淮以濟，邃築壘逼橋，每戰輒剋，於是密作没突艦。[2]會甚雨，[3]淮水暴溢，邃乘艦徑造橋側，[4]進擊，大破之。以功封夷陵縣子。[5]

[1]邵陽洲：地名。在今安徽鳳陽縣東北淮河中。

[2]没突艦：戰船名。

[3]甚雨：驟雨，大雨。

[4]造：前往，到。

[5]夷陵：縣名。治所在今湖北宜昌市西北。

遷廣陵太守，[1]與鄉人共入魏武廟，[2]因論帝王功業。其妻甥王篆之密啓梁武帝云:“裴邃多大言,有不臣迹。”[3]由是左遷始安太守。[4]邃志立功邊垂,不願閑遠,乃致書於吕僧珍曰:[5]“昔阮咸、顔延有二始之歎,[6]吾才不逮古人,今爲三始,非其願也,將如之何!”[7]後爲竟陵太守,開置屯田,[8]公私便之。再遷西戎校尉、北梁秦二州刺史,[9]復開創屯田數千頃,倉廪盈實,省息邊運,人吏獲安。乃相率餉絹千餘匹,[10]邃從容曰:“汝等不應爾,吾又不可逆。”[11]納其二匹而已。入爲大匠卿。

[1]廣陵:郡名。治廣陵縣,在今江蘇揚州市西北蜀岡上。

[2]魏武:曹操。東漢權臣兼曹魏奠基者。字孟德,小名阿瞞、吉利,沛國譙(今安徽亳州市)人。東漢末年權相,太尉曹嵩之子。漢獻帝建安二十五年(220),病死於洛陽,兒子曹丕代漢稱帝後,追尊曹操爲太祖武皇帝。《三國志》卷一有紀。

[3]不臣:指不守臣節,不合臣道。

[4]左遷:指降職。《史記》卷八一《廉頗藺相如列傳》司馬貞索隱:“王劭按:董勳《答禮》曰:‘職高者名録在上,於人爲右;職卑者名録在下,於人爲左,是以謂下遷爲左。’” 始安:郡名。治始安縣,在今廣西桂林市。

[5]吕僧珍:字元瑜,東平范(今山東梁山縣)人。本書卷五六、《梁書》卷一一有傳。

[6]阮咸、顔延有二始之歎:事見《宋書》卷七三《顔延之傳》:“少帝即位,以爲正員郎,兼中書,尋徙員外常侍,出爲始安太守。領軍將軍謝晦謂延之曰:‘昔荀勗忌阮咸,斥爲始平郡,今卿又爲始安,可謂二始。’黄門郎殷景仁亦謂之曰:‘所謂俗惡俊異,世疵文雅。’” 此處藉以表遭嫉忌、不得志的感慨。

[7]將如之何：怎麽辦。

[8]屯田：古代農業生産組織形式。利用戍卒或農民、商人墾殖荒地。漢以後歷代政府沿用此措施取得軍餉和税糧。有軍屯、民屯、商屯之分。

[9]西戎校尉：武官名號。南朝梁於北梁、南秦州置，立府，多由鎮守本州的刺史兼任。其職位隨府主號輕重而定。　北梁：州名。治西城縣，在今陝西安康市西北漢江北岸。　秦：州名。治上邽縣，在今甘肅天水市。

[10]餉：贈送。

[11]逆：拒絶。

普通二年，義州刺史文僧明以州入魏，[1]魏軍來援，以邃爲信武將軍，[2]督衆軍討焉。邃深入魏境，出其不意。魏所署義州刺史封壽據檀公峴，[3]邃擊破之，遂圍其城。壽請降，義州平。除豫州刺史，[4]加督，鎮合肥。

[1]義州：州名。南朝梁置，治苞信縣，在今河南商城縣西。　文僧明：南朝梁武將。文僧明叛梁入魏事，《魏書》卷一〇一有傳。

[2]信武將軍：官名。將軍名號。梁置，與智武、仁武等將軍代舊冠軍將軍。可由文職清官兼領。爲一百二十五號將軍之一，十五班。

[3]檀公峴：地名。在今安徽金寨縣西南。

[4]豫州：梁武帝天監五年（506）置。治合肥城，在今安徽合肥市。

四年，大軍北侵，以邃督征討諸軍事，先襲壽陽，攻其郛，[1]斬門而入，一日戰九合，爲後軍蔡秀成失道不至，邃以援絶拔還。於是邃復整兵，收集士卒，令諸將各以服色相别。邃自爲黄袍騎，先攻拔狄丘、甓城、黎漿，[2]又屠安成、馬頭、沙陵等戍。[3]明年，略地至汝、潁間，[4]所在響應。魏壽陽守將長孫承業、河間王元琛出城挑戰，[5]邃臨淮歎曰："今日不破河間，方爲謝玄所笑。"[6]乃爲四甄以待之。[7]令直閣將軍李祖憐僞遁以引承業，[8]承業等悉衆追之，四甄競發，魏衆大敗，斬首萬餘級。承業奔走，閉門不敢復出。

[1]郛：外城。

[2]狄丘：城名。在今安徽壽縣東南。《梁書》卷二八《裴邃傳》同，卷三《武帝紀下》作"狄城"。　甓城：城名。在今安徽壽縣南。　黎漿：城名。在今安徽壽縣東南。

[3]安成：城名。在今安徽壽縣附近。"成"，《梁書·裴邃傳》同，《梁書·武帝紀下》、《資治通鑑》卷一四六《梁紀二》皆作"城"。　馬頭：城名。在今安徽壽縣西北。　沙陵：城名。在今安徽壽縣境。

[4]略地至汝、潁間：按，《梁書·裴邃傳》作"略地至於鄭城，汝潁之間"。

[5]長孫承業：按，《梁書·裴邃傳》作"長孫稚"。長孫稚，南北朝時期北魏、西魏將領、官員。字承業，原名冀歸，魏孝文帝以他年幼就繼承家業，賜名爲稚，《北史》爲避唐高宗李治諱稱之爲長孫幼。司空、上黨靖王長孫道生曾孫，征南大將軍、上黨定王長孫觀之子。《魏書》卷二五有傳。　河間王元琛：北魏宗室大臣。字曇寶，河南洛陽人，鮮卑族。北魏文成帝拓跋濬之孫，齊郡順王拓跋簡之子。封爵號河間王。《魏書》卷二〇有附傳。河間，郡名。

治武垣縣，在今河北河間市南。

[6]謝玄：東晋名將、軍事家。字幼度，陳郡陽夏（今河南太康縣）人。豫州刺史謝奕之子、太傅謝安的侄子。《晋書》卷七九有傳。

[7]甄：軍陣名。《文選》卷四六王元長《三月三日曲水詩序》李善注引《孫子兵法》曰："長陣爲甄。"

[8]直閤將軍：禁衛武官名。南朝置。領禁衛兵，掌宫廷正殿便殿閤及諸門上下之安全保衛。其官班品史無明載，約居梁流内十八班之九班。參張金龍《南朝直閤將軍制度考》（《中國史研究》2002 年第 2 期）。

在軍疾篤，命衆軍守備，送喪還合肥。尋卒，贈侍中、左衛將軍，進爵爲侯，謚曰烈。

邃沈深有思略，爲政寬明，能得士心，居身方正，有威重。將吏憚之，少敢犯法。及卒，淮、肥間莫不流涕，以爲邃不死，當大闢土宇。[1]子之禮嗣。

[1]以爲邃不死，當大闢土宇：按，此句《梁書》卷二八《裴邃傳》作"以爲邃不死，洛陽不足拔也"。

之禮字子義，美容儀，[1]能言玄理。爲西豫州刺史。母憂居喪，[2]唯食麥飯。邃廟在光宅寺西，[3]堂宇弘敞，松柏鬱茂。范雲廟在三橋，[4]蓬蒿不翦。[5]梁武帝南郊，[6]道經二廟，顧而歎曰："范爲已死，裴爲更生。"大同初，都下旱蝗，四籬門外桐柏凋盡，唯邃墓犬牙不入，當時異之。歷位黄門侍郎。

[1]容儀：汲古閣本同，殿本作“儀容”。

[2]母憂居喪：中華本校勘記云：“按《梁書》云‘丁父憂’，無‘母憂’事。《册府元龜》七五七‘丁父邃憂，邃墓在光宅寺西’云云，疑‘母’當作‘父’。”可從。

[3]光宅寺：佛寺名。建於梁武帝天監六年（507）。《建康實録》卷一七：“（天監六年）置光宅寺，西去縣十里，武帝捨宅造。”

[4]范雲：字彦龍，南鄉舞陰（今河南泌陽縣）人。范縝從弟。“竟陵八友”之一。本書卷五七、《梁書》卷一三有傳。

[5]蓬蒿：借指雜草。

[6]南郊：皇帝於都城南郊祭天的儀式。東晋與南朝奉行郊丘合一，故此南郊僅指南郊祭天郊壇，不涉及圜丘。

武帝設無遮會，[1]儛象驚，排突陛衛，王公皆散，唯之禮與散騎常侍臧盾不動。帝壯之，以之禮爲壯勇將軍、北徐州刺史，[2]盾兼中領軍將軍。[3]

[1]無遮會：源於梵文，意謂聖賢道俗上下貴賤無遮，平等行財施和法施的法會。

[2]壯勇將軍：按，《梁書》卷二八《裴之禮傳》作“信武將軍”。

[3]中領軍：官名。掌京師諸軍及禁軍。職與領軍同，資重者爲領軍，資輕者爲中領軍。

之禮卒於少府卿，[1]謚曰壯。子政，承聖中位給事黄門侍郎。[2]魏剋江陵，隨例入長安。

[1]少府卿：官名。梁十二卿之一，掌宫中服御諸物。衣服、

珍膳、實貨等。梁十一班。

［2］承聖：南朝梁元帝蕭繹年號（552—555）。

之高字如山，邃兄中散大夫髦之子也。[1]頗讀書，[2]少負意氣，常隨叔父邃征討，所在立功，[3]甚爲邃所器重，戎政咸以委焉。

［1］中散大夫：官名。屬光禄卿。養老疾，無職事。梁十班。

［2］頗讀書：按，《梁書》卷二八《裴之高傳》此句前有“起家州從事、新都令、奉朝請，遷參軍”。

［3］所在：所到之處。

壽陽之役，邃卒於軍所，之高隸夏侯夔平壽陽，[1]仍除梁郡太守，封都城縣男。[2]時魏汝陰來附，敕之高應接，仍除潁州刺史。父憂還都，起爲光遠將軍，令討平陰陵盜，以爲譙州刺史。

［1］夏侯夔：南朝梁時期名將。字季龍。譙郡譙（今安徽亳州市）人。尚書左僕射夏侯詳次子、豫州刺史夏侯亶之弟。本書卷五五有附傳，《梁書》卷二八有傳。

［2］都城：縣名。治所在今廣東郁南縣。

侯景之亂，之高爲西豫州刺史，率衆入援。南豫州刺史鄱陽嗣王範命之高總督江右援軍諸軍事，頓張公洲。[1]柳仲禮至横江，[2]之高遣船舸迎致仲禮，與韋粲等俱會青塘。及城陷，之高還合肥，與鄱陽王範西上。元帝遣召之，以爲侍中、護軍將軍，到江陵。

［1］張公洲：地名。在今湖北武漢市武昌區南。相傳爲晋隱士張公灌園處。

［2］横江：城名。在今安徽和縣東南長江北岸。

時之高第六弟之悌在侯景中。或傳之悌斬侯景，元帝使兼中書舍人黄羅漢報之高，之高竟無言，直云："賊自殺賊，非之高所聞。"元帝深嗟其介直。[1]承制除特進、金紫光禄大夫。[2]卒，謚曰恭。

［1］嗟：嘆。　介直：耿介正直。

［2］金紫光禄大夫：官名。光禄大夫之重者加金章紫綬，稱爲金紫光禄大夫。養老疾，無職事，多用爲重要高官之榮銜。梁十四班。

子畿，官至太子右衛率。魏剋江陵，力戰死之。

之高第五弟之平字如原，少倜儻有志略，[1]以軍功封費縣侯。[2]承聖中，累遷散騎常侍、太子詹事。[3]陳文帝初，[4]除光禄大夫、慈訓宫徵衛尉，[5]並不就。[6]乃築山穿池，植以卉木，居處其中，有終焉志。天康元年卒，[7]謚曰僖子。子忌。

［1］倜儻：灑脱，不拘束。

［2］以軍功封費縣侯：按，此句《梁書》卷二八《裴之平傳》作"以軍功封都亭侯"。費，縣名。治所在今山東費縣。東晋元帝時僑置琅邪郡，下領費縣。南朝梁之費縣屬南琅邪郡，僑寄於建

康，在今江蘇南京市。縣侯，封爵名。梁爵制，分王、五等爵、列侯三等。縣侯屬五等爵，在公之下、縣伯之上。爲十三級中的第八級。位視卿，班次之。

[3]太子詹事：官名。東宫官員，總理東宫庶務，或參與大政，職任甚重。梁十四班。按，裴之平入陳事迹，見《陳書》卷二五《裴忌傳》。

[4]陳文帝：陳蒨。字子華，陳武帝兄始興昭烈王陳道談長子，廟號世祖。本書卷九、《陳書》卷三有紀。

[5]慈訓宫徵衛尉：中華本據《陳書》卷二五《裴忌傳》删“徵”字。可從。慈訓宫，陳文帝即位後，尊陳武帝皇后章氏爲皇太后，其所住宫殿爲慈訓宫。衛尉，官名。南朝宋孝武帝復置衛尉。梁以衛尉爲衛尉卿，爲十二卿之一。掌宫門宿衛屯兵，巡行宫城，糾察不法。亦設於太后宫。陳三品，秩中二千石。

[6]就：到任。

[7]天康：南朝陳文帝陳蒨年號（566）。

忌字無畏，[1]少聰敏，有識量，頗涉史傳，爲當時所稱。侯景之亂，招集勇力，乃隨陳武帝征討。及陳武帝誅王僧辯，僧辯弟僧智舉兵據吴郡，[2]陳武帝遣黄他攻之，不能剋。命忌勒部下精兵，自錢唐直趣吴郡，[3]夜至城下，鼓譟薄之。[4]僧智疑大軍至，輕舟奔杜龕，[5]忌入據吴郡。陳武帝嘉之，表授吴郡太守。

[1]忌：裴忌。《陳書》卷二五有傳。

[2]僧智：王僧智。王僧辯之弟。王僧辯被殺後，他據吴郡起兵失敗。本書卷六三記載，“僧辯既之，弟僧智得就任約。約敗走，僧智肥不能行，又遇害”。

[3]命忌勒部下精兵，自錢唐直趣吴郡：中華本校勘記云：

"按《通鑑・梁紀》紹泰元年胡注:'陳霸先自義興還建康，遣裴忌助黄他攻吴郡。自錢唐直趣吴郡，非路也。錢唐必誤。'"可從。張金龍云:"關於裴忌攻占吴郡的時間，《資治通鑑》卷一六六《梁紀二二》繫於敬帝紹泰元年（555）十月丁丑'霸先卷甲還建康'後……事實上，遣裴忌攻吴郡不應在陳霸先自義興還建康之後，而是在陳霸先自建康征義興之時或之前。不過從上文所引《陳書・裴忌傳》載出征前陳霸先就攻伐戰略的談話來看，出征前裴忌似乎是在陳霸先身邊，'自錢塘直趣吴郡'的確是有疑問的路綫。如果説裴忌原本是在錢塘戍守，在黄他進攻吴郡失利後再令其征討，則本傳所載陳霸先對裴忌之言是以書信而非對話方式發出，或許更符合實情。"（《治亂興亡——軍權與南朝政權演進》，商務印書館 2016 年版，第 589 頁）趣，南監本、汲古閣本作"趨"。錢唐，縣名。治所在今浙江杭州市。

[4]鼓譟：出戰時擂鼓吶喊，以壯聲勢。　薄：逼近，迫近。《楚辭・九章・涉江》:"腥臊並御，芳不得薄兮。"洪興祖補注："薄，迫也，逼近之意。"

[5]杜龕：京兆杜陵（今陝西西安市長安區）人，杜岑之子，南梁太尉王僧辯女婿。陳霸先攻陷京師，殺害杜龕的岳父王僧辯。杜龕投靠蕭淵明，拜散騎常侍、鎮東大將軍、吴興太守，封溧陽縣侯，占據吴興抗命。梁敬帝紹泰二年，投降被殺。本書卷六四、《梁書》卷四六有附傳。

天嘉五年，[1]累遷衛尉卿，封東興縣侯。[2]及華皎稱兵上流，[3]宣帝時爲録尚書輔政，[4]盡命衆軍出討，委忌總知中外城防諸軍事。[5]宣帝即位，改封樂安縣侯。[6]歷位都官尚書。[7]及吴明徹督衆北伐，[8]詔忌以本官監明徹軍。淮南平，授豫州刺史。忌善於綏撫，甚得人和。及明徹進軍彭、汴，[9]以明徹爲都督，[10]與明徹俱進。吕梁軍敗，見囚于周，授上開府。[11]隋開皇十四年，卒於長安，年七十三。之高第十二弟之横。

［1］天嘉：南朝陳文帝陳蒨年號（560—566）。

［2］東興：縣名。治所在今江西黎川縣東北。

［3］華皎：南朝陳大臣。晋陵暨陽（今江蘇江陰市）人。時爲湘州刺史，割據一方。陳廢帝光大元年（567）五月，朝廷詔以吴明徹代華皎爲安南將軍、湘州刺史，華皎遂起兵反，兵敗逃奔江陵。本書卷六八、《陳書》卷二〇有傳。

［4］宣帝：南朝陳宣帝陳頊。本名陳曇頊，字紹世，小字師利，吴興長城（今浙江長興縣）人。始興昭烈王陳道譚次子，陳武帝陳霸先的侄子，陳文帝陳蒨的弟弟。本書卷一〇、《陳書》卷五有紀。　録尚書：官名。即録尚書事。總領尚書省政務。南朝時多以權臣居之，權力很大。

［5］總知中外城防諸軍事：總管京師宫城内外的城防軍隊。

［6］樂安：縣名。治所在今浙江仙居縣。《通志》卷一四四作“安樂”。

［7］都官尚書：官名。尚書省列曹尚書之一。南朝宋領都官、水部、庫部、功論四曹。掌刑獄軍事、水利工程及庫藏等。陳三品，秩中二千石。

［8］吴明徹：南朝陳名將。字通昭，秦郡（今江蘇南京市六合區）人。南齊南譙太守吴景安之孫，南梁右軍將軍吴樹之子。陳宣帝太建五年（573），率軍伐北齊，一度收復淮南江北之地。太建十年二月，在吕梁敗於北周，與將士三萬餘人被俘。本書卷六六、《陳書》卷九有傳。

［9］彭：縣名。即彭城。治所在今江蘇徐州市。　汴：即汴水。彭城位於汴水與泗水的交匯處，故連言。

［10］以明徹爲都督：中華本據《陳書》卷二五《裴忌傳》改

"明徹"爲"忌"。可從。

[11]上開府：官名。上開府儀同大將軍的省稱。北周武帝建德四年（575）改開府儀同三司爲開府儀同大將軍，又置上開府儀同大將軍。主要授予有軍勳的功臣及降官，可開府置官屬，無具體職掌。爲十一等勳官的第五等。九命。

之橫字如岳，少好賓游，重氣俠，不事産業。之高以其縱誕，[1]乃爲狹被蔬食以激厲之。之橫歎曰："大丈夫富貴，必作百幅被。"遂與僮屬數百人於芍陂大營田墅，[2]遂致殷積。梁簡文在東宫，聞而要之，以爲河東王常侍。[3]遷直閤將軍。[4]

[1]縱誕：恣肆放誕。《後漢書》卷二三《竇融傳》："融在宿衛十餘年，年老，子孫縱誕，多不法。"

[2]芍陂：由春秋時楚相孫叔敖主持修建的水利工程。又名龍泉陂，在今安徽壽縣南。

[3]河東王：梁昭明太子蕭統第二子譽的封爵號。河東，郡名。僑寄松滋縣，在今湖北松滋市西北。

[4]直閤將軍：按，《梁書》卷二八《裴之橫傳》作"直殿主帥"。

侯景之亂，隸鄱陽王範討景，景濟江，仍與範世子嗣入援臺城。[1]城陷，退還合肥。侯景遣任約逼晋熙，[2]範令之橫下援。未及至，範薨，之橫乃還。時尋陽王大心在江州，範副梅思立密要大心襲盆城，之橫斬思立而拒大心。大心以州降侯景，之橫與兄之高歸元帝，位廷尉卿、河東内史，隨王僧辯拒侯景。景退，遷東徐州刺史，封豫寧侯。[3]又隨僧辯破景，景東奔，僧辯命之横與杜崱入守臺城。[4]及陸納據湘州叛，[5]又隸僧辯南討，斬納將李賢明，平之。又破武陵王於峽口。[6]還除吴興太守，乃作百幅被以成其志。

[1]範世子嗣：蕭嗣。字長胤，鄱陽王蕭範子。容貌豐偉，腰帶十圍。性驍果有膽略，倜儻不護細行，而能傾身養士，皆得其死力。本書卷五二、《梁書》卷二二有附傳。

[2]晋熙：郡名。治懷寧縣，在今安徽潛山市。

[3]豫寧：縣名。治所在今江西武寧縣西。

[4]杜崱：京兆杜陵（今陝西西安市長安區）人。梁州刺史杜懷寶之子。本書卷六四、《梁書》卷四六有傳。

[5]陸納：湘州刺史王琳長史。其據湘州叛事，詳本書卷六四《王琳傳》。　湘州：州名。梁置。治新化縣，在今湖北大悟縣東北。

[6]峽口：按，《梁書》卷二八《裴之横傳》作“硤口”，即今湖北宜昌市西長江西陵峽口。《資治通鑑》卷一六四作“峽口”。

魏剋江陵，齊遣上黨王高涣挾貞陽侯明攻東關。[1]晋安王承制，[2]以之横爲徐州刺史，都督衆軍，出守蘄城。[3]之横營壘未周，而齊軍大至，兵盡矢窮，遂於陣没。贈司空，[4]謚曰忠壯。子鳳寶嗣。

[1]上黨王高涣：字敬壽，北齊神武帝高歡第七子，生母韓智輝。封爵號上黨王。北齊文宣帝天保六年（555）送梁貞陽侯蕭淵明還江南爲梁主，攻破東關，斬裴之横。《北史》卷五一有傳。有《高涣墓誌》出土，參見王連龍《新見北齊〈高涣墓誌〉考略》

（《中國歷史文物》2010 年第 5 期）。上黨，郡名。北魏時治壺關城，在今山西長治市北。　貞陽侯明：蕭淵明。字靖通，南蘭陵（今江蘇常州市武進區）人。南朝梁第五位皇帝。梁文帝蕭順之之孫，長沙宣武王蕭懿之子，梁武帝蕭衍之侄。淵明於梁武帝太清元年（547）率軍北伐，敗，被俘至魏。本書卷五一有附傳。貞陽，縣名。治所在今廣東英德市東南滃江北。　東關：即今安徽巢湖市東南東關。

[2]晋安王：《梁書》卷二八《裴之横傳》作“晋安王方智”。晋安王方智即梁敬帝蕭方智，其初封晋安王。本書卷八、《梁書》卷六有紀。

[3]蘄城：郡名。南朝梁置。治蘄城縣，在今安徽宿州市。

[4]贈司空：按,《梁書·裴之横傳》作“贈侍中、司空公”。不僅多一侍中，而且司空後多一“公”字。

論曰：韋、裴少年勵操，[1]俱以學尚自立，晚節驅馳，[2]各著功於戎馬。[3]觀叡制勝之道，謂爲魁梧之傑，然而形甚羸瘠，[4]身不跨鞌，板輿指麾，隱如敵國，[5]其器分有在，[6]隆名豈虚得乎。[7]邃自效邊疆，盛績克舉，其志不遂，良可悲夫。二門子弟，各著名節，與梁終始，克荷隆構。[8]“將門有將”，斯言豈曰妄乎。

[1]勵操：勵節。

[2]晚節：晚年，末期。

[3]戎馬：軍馬，借指軍旅、軍務。

[4]羸瘠：瘦弱。

[5]隱如敵國：亦作“隱若敵國”。指對國家起舉足輕重作用的人。出自《後漢書》卷一八《吴漢傳》：“帝時遣人觀大司馬何爲，還言方修戰攻之具，乃歎曰：‘吴公差强人意，隱若一敵

國矣!’”

[6]器分：謂人所具有的資質與才能。

[7]隆名：盛名。

[8]克荷：能够承當。

南史　卷五九

列傳第四十九

江淹　任昉　王僧孺

江淹字文通，[1]濟陽考城人也。[2]父康之，南沙令，[3]雅有才思。淹少孤貧，常慕司馬長卿、梁伯鸞之爲人，[4]不事章句之學，[5]留情於文章。早爲高平檀超所知，[6]常升以上席，甚加禮焉。

[1]江淹：《梁書》卷一四有傳。

[2]濟陽：郡名。治濟陽縣，在今河南蘭考縣東北。　考城：縣名。治所在今河南民權縣東北。

[3]南沙：縣名。晋成帝咸康七年（341）置。治所在今江蘇常熟市西北。

[4]司馬長卿：司馬相如。字長卿，蜀郡成都（今四川成都市）人，幼居蓬州（今四川蓬安縣）。西漢文學家。“漢賦四大家”之一。大賦《子虛賦》名揚四海，爲求愛卓文君所賦《鳳求凰》流芳百世。魯迅《漢文學史綱要》評述“武帝時文人，賦莫若司馬相如，文莫若司馬遷”。《史記》卷一一七、《漢書》卷五七有

傳。　梁伯鸞：梁鴻。字伯鸞。隱士、詩人。生卒年不詳，約漢光武建武初年，至和帝永元末年間在世。少孤，受業太學，家貧而尚節介。學畢，牧豕上林苑，誤遺火延及他舍。鴻悉以豕償舍主，不足，復爲傭以償。歸鄉里，勢家慕其高節，多欲妻以女，鴻盡謝絶。娶同縣孟女光，貌醜而賢，共入霸陵山中，荆釵布裙，以耕織爲業，詠詩書彈琴以自娱。因東出關，過京師，作《五噫之歌》。章帝（肅宗）聞而非之，求鴻不得。乃改複姓運期、名耀、字侯光，與妻子居齊、魯間。終於吴。《後漢書》卷八三有傳。

[5]章句之學：指分析古書章節句讀的學問。宋沈括《補筆談・辯證》："古人謂章句之學爲分章摘句，即今之疏義是也。"漢今文經學派專事此道。《漢書・藝文志》載：《尚書》有《歐陽章句》《夏侯章句》；《春秋》有《公羊章句》《穀梁章句》等皆是。《漢書》卷七五《夏侯勝傳》："勝從父子建……自師事勝及歐陽高，左右采獲，又從《五經》諸儒問與《尚書》相出入者，牽引以次章句，具文飾説。"

[6]高平：郡名。治昌邑縣，在今山東巨野縣南。　檀超：字悦祖，高平金鄉（今山東嘉祥縣）人。南朝齊文人。生年不詳，約卒於齊高帝建元年（479）以後不久。本書卷七二、《南齊書》卷五二有傳。

起家南徐州從事，[1]轉奉朝請。[2]宋建平王景素好士，[3]淹隨景素在南兖州。[4]廣陵令郭彦文得罪，[5]辭連淹，言受金，淹被繫獄。[6]自獄中上書曰：

[1]南徐州：州名。治京口縣，在今江蘇鎮江市。　從事：官名。即從事史。州府屬官，有别駕、治中、議曹、部郡諸名目。宋九品。

[2]奉朝請：官名。本指大臣定期參加朝會，朝見皇帝。晋以

後以爲官名，用以安置閑散官員。宋齊無職事。江淹《自序》："弱冠，以五經授宋始安王劉子真，略傳大義。爲南徐州新安王從事，奉朝請。"

[3]宋建平王景素：宋文帝之孫劉景素襲父爵爲建平王。劉景素，南朝宋宗室，宋文帝劉義隆之孫，建平宣簡王劉宏之子，母爲周氏。本書卷一四、《宋書》卷七二有附傳。建平，郡名。治巫縣，在今重慶巫山縣。

[4]南兗州：州名。東晋僑立兗州，宋時改爲南兗州，初治京口，在今江蘇鎮江市。宋文帝元嘉八年（431）移治廣陵縣，在今江蘇揚州市西北蜀岡上。

[5]廣陵：縣名。縣治與南兗州鎮所同。

[6]繫獄：囚禁於牢獄。出自司馬遷《報任少卿書》："彭越張敖南面稱孤，繫獄抵罪。"

昔者，賤臣叩心，飛霜擊於燕地；[1]庶女告天，振風襲於齊臺。[2]下官每讀其書，[3]未嘗不廢卷流涕。何者？士有一定之論，女有不易之行。[4]信而見疑，貞而爲戮，是以壯夫義士伏死而不顧者以此也。[5]下官聞仁不可恃，善不可依，謂徒虚語，[6]乃今知之。伏願大王蹔停左右，少加矜察。[7]

[1]昔者，賤臣叩心，飛霜擊於燕地：賤臣，指鄒衍。叩心，因痛苦而搥胸。典見《文選》卷三九李善注引《淮南子》。傳説戰國時鄒衍盡忠於燕惠王，惠王聽信讒言而囚禁鄒衍。衍含冤，仰天而哭，正夏而天爲之降霜。

[2]庶女告天，振風襲於齊臺：典見《淮南子·覽冥訓》及許慎注。傳説春秋時齊國一民女，夫死無子，不嫁，事姑謹敬。姑無男有女，女圖其母之財，令母嫁婦，婦不肯。女殺母以誣寡婦。婦

無法自明，冤結呼天。天爲作雷電，下擊齊景公之臺。

[3]下官：郡國屬吏對長官及國主的自稱。

[4]士有一定之論，女有不易之行：語出《淮南子·原道訓》。論，通“倫”。高誘注：“士有同志同志德也，至其交接有一會而交定，故曰有一定之論也。貞女專一，亦無二心，雖有偏喪，不復更醮，故曰有不易之行。”

[5]是以壯夫義士伏死而不顧者以此也：按，《梁書》卷一四《江淹傳》作“是以壯夫義士伏死而不顧者此也”。

[6]謂徒虛語：按，《文選》卷三九同，然《梁書·江淹傳》作“始謂徒語”。《文選》卷三九鄒陽《獄中上書自明》有云：“臣聞忠無不報，信不見疑，臣常以爲然，徒虛語耳。”江淹此文受鄒陽文影響頗明顯，當以“謂徒虛語”爲是。

[7]矜察：按，《建康實録》同，《梁書·江淹傳》作“憐鑒”，《文選》卷三九作“憐察”。李善引鄒陽《獄中上書自明》“願大王熟察，少加憐焉”爲注，則知李善所見江淹原文本作“憐察”，“鑒”字爲姚思廉避父諱所改。

下官本蓬户桑樞之人，[1]布衣韋帶之士，[2]退不飾《詩》《書》以驚愚，[3]進不買聲名於天下。日者，[4]謬得升降承明之闕，出入金華之殿，[5]何嘗不局影凝嚴，側身扃禁者乎。[6]竊慕大王之義，復爲門下之賓，[7]備鳴盜淺術之餘，[8]豫三五賤伎之末。[9]大王惠以恩光，顧以顔色，[10]實佩荆卿黄金之賜，[11]竊感豫讓國士之分矣。[12]常欲結纓伏劍，[13]少謝萬一，剖心摩踵，[14]以報所天。[15]不圖小人固陋，[16]坐貽謗缺，[17]迹墜昭憲，[18]身限幽圄，[19]履影弔心，酸鼻痛骨。下官聞虧名爲辱，虧形次之，[20]是以每一念來，忽若有遺；加以涉旬月，迫季秋，[21]天光沈陰，左右無色，身非木石，與獄吏爲伍。[22]此少卿所以仰天搥心，[23]泣盡而繼之以血者也。下官雖乏鄉曲之譽，[24]然嘗聞君子之行矣：其上則隱於簾肆之間，[25]臥於巖石之下；[26]次則結綬金馬之庭，[27]高議云臺之上；退則虜南越之君，[28]係單于之頸。[29]俱啓丹册，[30]並圖青史。[31]寧争分寸之末，競錐刀之利哉！下官聞積毀銷金，[32]積讒摩骨，[33]遠則直生取疑於盜金，[34]近則伯魚被名於不義。[35]彼之二才，猶或如是，况在下官，焉能自免？昔上將之耻，絳侯幽獄，[36]名臣之羞，史遷下室，[37]至如下官，當何言哉。[38]夫以魯連之智，辭禄而不反，[39]接輿之賢，行歌而忘歸，[40]子陵閉關於東越，[41]仲蔚杜門於西秦，[42]亦良可知也。若使下官事非其虚，罪得其實，亦當鉗口吞舌，[43]伏匕首以殞身，[44]何以見齊魯奇節之人，[45]燕趙悲歌之士乎。[46]

[1]蓬户桑樞：以蓬草編門，以桑條作門軸。指貧寒人家。

[2]布衣韋帶：以麻布作衣，以粗皮作腰帶。韋，《藝文類聚》卷五八作“麻”。

[3]退不飾《詩》《書》以驚愚：以《詩》《書》裝點門面，炫示博學。《淮南子·俶真訓》：“周室衰而王道廢，儒墨……於是博學以疑聖……緣飾《詩》《書》，以買名譽於天下。”

[4]日者：近日。

[5]謬得升降承明之闕，出入金華之殿：承明之闕，金華之殿，

代指朝廷。承明，漢宫廷門名。金華，漢宫殿名。

［6］何嘗不局影凝嚴，側身扃禁者乎：局影、側身皆戒懼之狀。凝嚴，端莊恭敬。扃禁，宫廷。扃，門。古宫門有禁，故稱宫廷爲扃禁。

［7］復爲門下之賓：《文選》卷三九同。《梁書》卷一四《江淹傳》無“復”字。

［8］鳴盜淺術：即“雞鳴狗盜”。戰國時，齊孟嘗君入秦，秦昭王囚之。孟嘗君門客有能爲狗盜者，入秦宫藏中取狐白裘以獻昭王幸姬。幸姬進言昭王，孟嘗君得出。馳至函谷關。關法雞鳴而開關出客，孟嘗君門客之居下者有能爲雞鳴，遂得出關。原意指學雞鳴叫以騙人，裝成狗的樣子盜竊；後來比喻低賤卑下的技能或行爲，亦指具有這種技能或行爲的人。見《史記》卷七五《孟嘗君列傳》。

［9］三五賤伎：《文選》卷三九李善注以爲陣法，又有疑與三五民丁有關，並非。按，《易·繫辭下》:“三伍以變，錯綜其數。通其變，遂成天地之文；極其數，遂定天下之象。”朱熹《周易本義》云:“此尚象之事，變則象之未定者也。參者三數之也，伍者五數之也。既參以變，又伍以變，一先一後，更相考覈，以審其多寡之實也。錯者交而互之，一左一右之謂也；綜者總而挈之，一低一昂之謂也。此亦皆謂揲蓍求卦之事。”是三五乃占蓍之術。《文選》卷四一司馬子長《報任少卿書》:“文史星曆，近乎卜祝之間，固主上所戲弄，倡優所畜，流俗之所輕也。”是“鳴盜”“三五”並指卑賤之職（參見周一良《魏晋南北朝史札記·梁書札記》，中華書局1985年版，第281頁）。

［10］顧以顔色：按，《梁書·江淹傳》作“眄以顔色”。

［11］實佩荆卿黄金之賜：佩，感激。荆卿黄金之賜，戰國時燕太子丹厚結荆軻，將以刺秦王。荆軻之東宫，臨池而觀，拾瓦投鼃。太子令人奉盤金丸，軻用以投擲。擲盡，復進。軻曰:“非爲太子愛金也，但臂痛耳。”

［12］豫讓國士之分：分，情分。春秋末刺客豫讓先事范氏及中行氏，無所知名。去而事智伯。趙襄子滅智伯，豫讓漆身爲癩，吞炭爲啞，謀刺襄子，爲智伯報仇。事不果。襄子責之曰："子事范氏、中行氏，智伯滅之，不爲報仇。事智伯，智伯死而子獨何以爲之報仇也？"讓曰："范、中行氏以衆人遇我，故我以衆人報之；智伯以國士遇我，我以國士報之！"遂自殺。事見《戰國策·趙策一》。

［13］結纓：結好帽帶，表示從容而死。《左傳》哀公十五年載：衛太子蒯作亂，子路入與戰，蒯因使武士，"以戈擊之，斷纓。子路曰：'君子死，冠不免。'結纓而死"。

［14］摩踵："摩頂放踵"之略語，形容不畏艱險。《孟子·盡心上》："墨子兼愛，摩頂放踵，利天下爲之。"放，至。

［15］所天：古代大臣以君王爲天。此處指建平王劉景素。

［16］小人：自我謙稱。　固陋：褊狹淺薄。

［17］貽：招致。　謗缺：毀謗，詆毀。

［18］昭憲：國法。

［19］幽圄：牢獄。

［20］虧名爲辱，虧形次之：虧，損害。《文選》卷三九李善注引《尸子》："衆以虧形爲辱，君子以虧義爲辱。"

［21］涉旬月，迫季秋：涉，歷。旬月，滿一月。迫，近。《文選》卷四一司馬子長《報任少卿書》："今少卿抱不測之罪，涉旬月，迫季冬。"

［22］身非木石，與獄吏爲伍：身非木石指自身並不是毫無感情的人。語出司馬遷《報任少卿書》："身非木石，獨與法吏爲伍，深幽囹圄之中，誰可告訴者。"

［23］少卿：李陵字少卿。漢武帝時率兵擊匈奴，戰敗被迫投降。《文選》卷四一李少卿《答蘇武書》有云："何圖志未立而怨已成，計未從而骨肉受刑，此陵所以仰天椎心而泣血也。"椎，通"槌"，即捶。

［24］鄉曲之譽：鄉里的好評。《燕丹子》："夏扶前曰：'聞士無鄉曲之譽，則未可與論行。'"

［25］簾肆：店鋪。《漢書》卷七二《王貢兩龔鮑傳》："（蜀郡嚴君平）卜筮於成都市，以爲'卜筮者賤業，而可以惠衆人。有邪惡非正之問，則依蓍龜爲言利害。與人子言依於孝，與人弟言依於順，與人臣言依於忠，各因勢導之以善，從吾言者，已過半矣。'裁日閲數人，得百錢足自養，則閉肆下簾而授《老子》。"

［26］巖石：指山間，隱士所處。《漢書·王貢兩龔鮑傳》："谷口鄭子真不詘其志，耕於巖石之下，名震於京師。"

［27］結綬：繫印綬。指爲官。　金馬：漢宮廷門名。臣僚待詔之所。《漢書》卷六五《東方朔傳》："（上）因使待詔金馬門，稍得親近。"

［28］虜南越之君：南越，秦漢時國名。在今廣東、廣西一帶。《漢書》卷六四《終軍傳》：南越與漢和親，乃遣終軍使南越。終軍自請："願受長纓，必羈南越王而致之闕下。"

［29］係單于之頸：單于，漢代匈奴君長的稱號。《漢書》卷四八《賈誼傳》：誼上書曰："行臣之計，請必係單于之頸而制其命。"

［30］丹册：即丹書。古代帝王授予功臣的證書，因用丹砂書寫，故稱。

［31］青史：古代在竹簡上記事。因而稱史書爲"青史"。

［32］積毁銷金：指不斷的譭謗能使人毁滅。同"積毁銷骨"。

［33］積讒摩骨：同指不斷的譭謗能使人毁滅。同"積毁銷骨"。

［34］直生取疑於盗金：直生，即直不疑。《漢書》卷四六《直不疑傳》："直不疑，南陽人也。爲郎，事文帝。其同舍有告歸，誤持其同舍郎金去。已而同舍郎覺，亡意不疑，不疑謝有之，買金償。後告歸者至而歸金，亡金郎大慚。"

［35］伯魚被名於不義：第五倫字伯魚。《後漢書》卷四一《第五倫傳》："帝戲謂倫曰：'聞卿爲吏篣婦公，不過從兄飯，寧有之

邪?’倫對曰:‘臣三娶妻皆無父。少遭飢亂,實不敢妄過人食。’帝大笑。”

[36]絳侯幽獄:絳侯指周勃。周勃從劉邦起義,以軍功封絳侯。漢文帝即位,有人誣告周勃欲謀反,勃被下獄治罪。詳《史記》卷五七《絳侯周勃世家》。

[37]史遷下室:史遷指司馬遷。室,指蠶室,古代受宫刑者住的牢房。司馬遷因爲李陵降匈奴辯護而得罪,下蠶室受腐刑。詳《文選》卷四一司馬子長《報任少卿書》。

[38]至如下官,當何言哉:《文選》卷三九同,《梁書·江淹傳》作“如下官尚何言哉”。

[39]魯連之智,辭禄而不反:魯連即魯仲連,戰國時齊人。秦圍趙,魯仲連説服魏客將軍新垣衍聯合諸侯抗秦。秦聞之,兵退。趙平原君欲封魯仲連,魯仲連終不肯受,辭謝而去。詳《史記》卷八三《魯仲連鄒陽列傳》。反,通“返”。

[40]接輿之賢,行歌而忘歸:接輿,春秋時楚國隱士。《論語·微子》:“楚狂接輿歌而過孔子,曰:‘鳳兮鳳兮,何德之衰?……’孔子下,欲與之言。趨而辟之,不得與之言。”

[41]子陵閉關於東越:子陵即嚴光。東越,指會稽郡,古屬東越之地。《後漢書》卷八三《嚴光傳》:“嚴光字子陵,一名遵,會稽餘姚人也。少有高名,與光武同遊學。及光武即位,乃變名姓,隱身不見。”

[42]仲蔚杜門於西秦:仲蔚即張仲蔚,東漢人。西秦,指扶風郡,古屬西秦之地。《文選》卷三九李善注引趙岐《三輔决録注》:“張仲蔚,扶風人也。少與同郡魏景卿隱身不仕,所居蓬蒿没人。”

[43]鉗口吞舌:閉口不言。緊閉着嘴,什麽也不説。

[44]殞身:喪命,死亡。

[45]齊魯:指今山東,該名始於先秦齊、魯兩國。戰國末年,因齊、魯兩國文化逐漸融合爲一體,而先秦時期今山東大體分屬於齊魯兩國,齊國是以山東淄博爲國都,山東以東的大片土地;魯國

是以山東濟寧曲阜爲國都，山東以西的小塊土地；故有此稱。公元前 256 年楚國滅魯國，公元前 221 年秦國滅齊國。因爲文化的一體，“齊魯”形成一個統一的文化圈，由統一的文化圈形成了“齊魯”的地域概念。這一地域與後來的山東省區範圍大體相當，故成爲山東的代稱。

[46]燕趙：指今河北一帶，古多俠士。

方今聖歷欽明，[1]天下樂業，青雲浮洛，榮光塞河，[2]西洎臨洮、狄道，[3]北距飛狐、陽原，[4]莫不寖仁沐義，[5]照景飲醴，[6]而已下官抱痛圓門，[7]含憤獄户，一物之微，有足悲者。仰惟大王少垂明白，則梧丘之魂不愧於沈首，[8]鵠亭之鬼無恨於灰骨。[9]

[1]聖歷：指天子。　欽明：英明。

[2]青雲浮雒，榮光塞河：雒、河，洛水、黄河。雒，同“洛”。《初學記》卷六引《尚書中候》：“武王觀於河，沉璧禮畢，且退，至於日昧，榮光並塞河，沉璧，青雲浮洛。”榮光，五彩祥雲，古以青雲、榮光爲祥瑞。

[3]臨洮、狄道：古西部邊境縣名。臨洮，治所在今甘肅岷縣。狄道，治所在今甘肅臨洮縣。

[4]飛狐、陽原：古北部邊境縣名。飛狐，治所在今河北淶源縣。陽原，治所在今河北陽原縣西南。

[5]寖：殿本同，汲古閣本作“寢”。楊雄《覈靈賦》曰：“文王之始起，浸仁漸義，會賢儹智。”

[6]照景飲醴：即“炤景飲醴”。典出《論語摘輔像》：“帝率握炤景飲醴，蓂莢爲曆。”宋均曰：“炤景，謂景星所炤也。”《史記·

天官書》:“景星者，德星也。其狀無常，常出於有道之國。”

[7]而已下官抱痛圜門：中華本删“已”字，其校勘記云：“‘而’下各本有‘已’字，據《梁書》、《册府元龜》八七五删。”圜門，同“圜門”。牢獄之門。

[8]梧丘之魂不愧於沈首：愧，恨。沈首，埋頭於地下。事見《晏子春秋·内篇雜上》。傳説春秋時，齊景公田獵於梧丘，夜坐寐，夢見五大夫稱無罪。景公問晏子。答曰:“昔靈公出獵，有五丈夫來，驚獸，悉斷其頭而葬之，命曰五丈夫之丘。”景公命人掘之，五頭同穴而存。令厚葬之。

[9]鵠亭之鬼無恨於灰骨：灰骨，骨成灰粉。事見干寶《搜神記》卷一六。傳説漢交州刺史何敞行部至高安縣鵠奔亭，夜有婦人來告冤，自云孤窮羸弱，不能自振，欲之旁縣賣繒，行至此，爲亭長所殺，埋樓下。掘之，果然。敞乃馳還，捕殺亭長。

景素覽書，即日出之。[1]尋舉南徐州秀才，對策上第，[2]再遷府主簿。[3]

[1]景素覽書，即日出之：江淹《自序》載:“然少年嘗倜儻不俗，或爲世士所嫉，遂誣淹以受金者，將及抵罪，乃上書見意而免焉。”可與此相參證。

[2]對策：古代考試取士，以政事、經義等考題寫於簡策上，讓應考者對答，觀其文辭以定高下等第，稱爲對策。

[3]再遷府主簿：按，《梁書》卷一四《江淹傳》作“轉巴陵王國左常侍”。

景素爲荆州，[1]淹從之鎮。[2]少帝即位，[3]多失德，景素專據上流，咸勸因此舉事。淹每從容進諫，景素不納。及鎮京口，[4]淹爲鎮軍參軍，[5]領南東海郡丞。[6]景素與腹心日夜謀議，淹知禍機將發，乃贈詩十五首以諷焉。[7]會東海太守陸澄丁艱，[8]淹自謂郡丞應行郡事，景素用司馬柳世隆。[9]淹固求之，景素大怒，言於選部，[10]黜爲建安吴興令。[11]

[1]荆州：州名。治江陵縣，在今湖北荆州市荆州區。

[2]之：到、往。

[3]少帝：此指南朝宋後廢帝劉昱。字德融，小字慧震，彭城（今江蘇徐州市）人。宋明帝劉彧長子，宋順帝劉准長兄，爲貴妃陳妙登所生。本書卷三、《宋書》卷九有紀。

[4]京口：又稱京城、京，爲南徐州鎮所，在今江蘇鎮江市。東晋、南朝時爲軍事重鎮。《隋書·地理志下》："京口東通吴、會，南接江、湖，西連都邑，亦一都會也。"

[5]鎮軍：官名。鎮軍將軍之省稱。宋三品。　參軍：官名。王公軍府屬官。參掌府曹事。宋七品。

[6]領：官制術語。已有實授主職，又兼任較低職務而不居其位。　南東海：郡名。治京口城，在今江蘇鎮江市。　郡丞：官名。郡守之副佐，佐郡守掌治民。宋八品。

[7]乃贈詩十五首以諷焉：江淹《自序》："及王移鎮朱方也，又爲鎮軍參事，領東海郡丞。於是王與不逞徒，日夜構議。淹知禍機之將發，又賦詩十五首，略明性命之理，因以爲諷。"詩十五首，即《效阮公詩十五首》。見《江淹集》。諷，規諫勸諫。

[8]東海：郡名。治郯縣，在今山東郯城縣。　陸澄：吴郡吴（今江蘇蘇州市）人。本書卷四八、《南齊書》卷三九有傳。　丁艱：遭父母之喪。

[9]司馬：官名。王公軍府屬官。掌本府武官。宋六至七品。　柳世隆：字彦緒，河東解（今山西臨猗縣）人。尚書令柳元景之侄。本書卷三八有附傳，《南齊書》卷二四有傳。

［10］選部：吏部。掌官吏任免考選之事。

［11］建安：郡名。治建安縣，在今福建建甌市。　吴興：縣名。治所在今福建浦城縣。

及齊高帝輔政，[1]聞其才，召爲尚書駕部郎、驃騎參軍事。[2]俄而荆州刺史沈攸之作亂，[3]高帝謂淹曰："天下紛紛若是，君謂何如？"淹曰："昔項彊而劉弱，[4]袁衆而曹寡，[5]羽卒受一劍之辱，[6]紹終爲奔北之虜，[7]此所謂'在德不在鼎'，[8]公何疑哉。"帝曰："試爲我言之。"[9]淹曰："公雄武有奇略，一勝也；寬容而仁恕，二勝也；賢能畢力，三勝也；人望所歸，四勝也；奉天子而伐叛逆，五勝也。彼志鋭而器小，一敗也；有恩無威，[10]二敗也；士卒解體，三敗也；搢紳不懷，[11]四敗也；懸兵數千里而無同惡相濟，[12]五敗也。雖豺狼十萬，[13]而終爲我獲焉。"帝笑曰："君談過矣。"

［1］齊高帝：蕭道成。字紹伯，小字鬬將，南蘭陵（今江蘇常州市武進區）人。南齊開國君主，廟號太祖。本書卷四，《南齊書》卷一、卷二有紀。

［2］尚書駕部郎：官名。尚書省諸曹郎之一，屬左民尚書。掌車駕畜牧。宋六品。　驃騎：按，據江淹《自序》，"驃騎"指驃騎大將軍、竟陵郡公蕭道成。驃騎大將軍，官名。將軍名號。宋一品。

［3］沈攸之：字仲達，吴興武康（今浙江德清縣）人。仕宋，官至車騎大將軍、開府儀同三司、荆州刺史。宋末，蕭道成擅權，將代宋，攸之起兵反。兵敗，被殺。本書卷三七有附傳，《宋書》卷七四有傳。

[4]項彊而劉弱：分别指秦朝末年逐鹿天下的劉邦與項羽。

[5]袁衆而曹寡：分别指三國時争霸的袁紹與曹操。

[6]羽卒受一劍之辱：卒，終。楚漢相争之初，項羽力量强大，政由羽出。鴻門宴以後，項羽漸衰，終於兵敗垓下，自刎而亡。事詳《史記》卷七《項羽本紀》。

[7]紹終爲奔北之虜：奔北，敗逃。漢末大亂，群雄並起。初，袁紹占有冀、青、幽、并四州，最爲强大。官渡戰後，袁紹敗退河北，以憂卒。其子袁尚等逃奔北郡烏桓。事詳《三國志》卷六《魏書·袁紹傳》。

[8]在德不在鼎：《左傳》宣公三年："楚子問鼎之大小、輕重焉。（王孫滿）對曰：'在德不在鼎……桀有昏德，鼎遷於商，載祀六百；商紂暴虐，鼎遷於周。德之休明，雖小，重也；其奸回昏亂，雖大，輕也。"鼎爲古代祭祀之重器，國家政權的象徵。

[9]試爲我言之：按，《梁書》卷一四《江淹傳》作："聞此言者多矣，試爲慮之。"

[10]有恩無威：中華本改作"有威無恩"，其校勘記云："'威''恩'各本互倒。按《梁書》、《册府元龜》卷七一一及《通志》並作'有威而無恩'，與下'士卒解體''搢紳不懷'敗因相合，今乙正。"可從。

[11]搢紳：指士大夫。搢，插；紳，大帶。古代士大夫垂紳搢笏，故稱搢紳。　懷：歸服。

[12]懸兵：孤軍深入。

[13]犲：汲古閣本同，殿本作"豺"。

桂陽之役，[1]朝廷周章，詔檄久之未就。齊高帝引淹入中書省，[2]先賜酒食，淹素能飲啖，食鵝炙垂盡，進酒數升訖，文誥亦辨。相府建，[3]補記室參軍。[4]高帝讓九錫及諸章表，[5]皆淹製也。齊受禪，[6]復爲驃騎豫章王嶷記室參軍。[7]

[1]桂陽：郡名。治彬縣，在今湖南郴州市。

[2]中書省：官署名。南朝時掌納奏、擬詔、出令等職，爲國家政務中樞。長官爲中書令、中書監，位高職閑，多由宗室或大臣擔任，由寒素吏員出任的中書舍人入值禁中，直接聽命於皇帝，位顯權重，實成中書省的核心要職。

[3]相府建：按，《梁書》卷一四《江淹傳》作“相國建”。指蕭道成於宋順帝昇明三年（479）進位相國，置府治事。事見《南齊書》卷一《高帝紀上》。

[4]記室參軍：官名。王公軍府屬官，掌文書。宋七品。

[5]九錫：亦作九賜，乃是中國古代最高統治者賞賜給有殊勳之臣子的九種禮器。《漢書》卷六《武帝紀》注引應劭説：“一曰車馬，二曰衣服，三曰樂器，四曰朱户，五曰納陛，六曰虎賁百人，七曰鈇鉞，八曰弓矢，九曰秬鬯。此皆天子制度，尊之，故事事錫與，但數少耳。”具象之九錫與抽象之禮儀制度相配合，滲合爲一套完整的榮譽授予儀式，即九錫殊禮。九錫與九錫殊禮淵源於宗周九命，萌芽於西漢之末，規範於曹魏，而興盛於兩晋南北朝，歷隋唐直迄於五代十國，而自兩宋以降，聲勢頓萎，幾至無聞。魏晋南北朝之間，權臣多有憑藉熏天權勢，脅迫皇帝賜予九錫或自加九錫，加以以功德爲公、王與開建王國等方式實現身份“去臣化”，而後以“禪讓”的方式擅權篡位，易代鼎革（參見劉凱《九錫淵源考辨》，《中國史研究》2018 年第 1 期）。

[6]受禪：承受禪讓的帝位。

[7]驃騎豫章王嶷：齊高帝子蕭嶷封爵號豫章王。高帝建元初爲驃騎大將軍，揚州刺史。本書卷四二、《南齊書》卷二二有傳。豫章，郡名。治南昌縣，在今江西南昌市。

建元二年，[1]始置史官，淹與司徒左長史檀超共掌其任，所爲條例，並爲王儉所駁，[2]其言不行。淹任性文雅，不以著述在懷，所撰十三篇竟無次序。又領東武令，[3]參掌詔策。後拜中書侍郎，[4]王儉嘗謂曰："卿年三十五，已爲中書侍郎，才學如此，何憂不至尚書金紫。[5]所謂富貴卿自取之，但問年壽何如爾。"淹曰："不悟明公見眷之重。"

[1]建元：南朝齊高帝蕭道成年號（479—482）。

[2]王儉：字仲寶，琅邪臨沂（今山東臨沂市）人。尚宋明帝陽羨公主，入齊封南昌縣公，長於禮學，參與齊初制度、禮儀制訂，官至中書監，卒贈太尉。本書卷二二有附傳，《南齊書》卷二三有傳。

[3]領：《梁書》卷一四《江淹傳》作"帶"。王鳴盛《十七史商榷》卷六三《江淹領東武令》："若淹以記室帶東武令，當是食其禄不赴任，《南史》改'帶'爲'領'，未確。"江淹《自序》作"鎮"。　東武：縣名。按，東武縣乃虛置，無實土。據《南齊書·州郡志》屬南徐州之南平昌郡，而南平昌郡屬"郡無實土"之列。

[4]中書侍郎：官名。中書省官員，舊掌詔誥。南朝宋以後，草擬詔誥之權歸舍人，侍郎職少官清，多爲諸王起家官。員四人。

[5]金紫：官名。即金紫光禄大夫。光禄大夫爲銀章青綬，如加賜金章紫綬則爲金紫光禄大夫。禄賜、班位、冠幘、佩玉，置吏卒羽林及卒，諸所賜給與特進同。以爲加官者，唯假章綬、禄賜、班位，不別給車服、吏卒。

永明三年，[1]兼尚書左丞。[2]時襄陽人開古冢，[3]得玉鏡及竹簡古書，字不可識。王僧虔善識字體，[4]亦不能諳，[5]直云似是科斗書。[6]淹以科斗字推之，則周宣王之簡也。簡殆如新。[7]

[1]永明：南朝齊武帝蕭賾年號（483—493）。

[2]尚書左丞：官名。尚書省官屬，南齊時掌宗廟郊祠、吉慶瑞應、災異，主作格制、諸案彈，選用除置、吏補滿除遣注職。員一人。

[3]襄陽：郡名。治襄陽縣，在今湖北襄陽市。

[4]王僧虔：琅邪臨沂（今山東臨沂市）人。東晋丞相王導玄孫、侍中王曇首的兒子。歷仕宋齊。卒，贈司空。本書卷二二有附傳，《南齊書》卷三三有傳。

[5]諳：熟悉。

[6]科斗書：指科斗文字。又名科斗字、科斗書、科斗篆。中國古代字體之一。篆字（包括古、籀）手寫體的俗稱。因以筆蘸墨或漆作書，筆道起筆處粗，收筆處細，狀如蝌蚪，故名。此名初見於漢末，盧植上書稱“古文科斗，近於爲實”。

[7]殆：幾乎，差不多。

少帝初，[1]兼御史中丞。[2]明帝作相，[3]謂淹曰：“君昔在尚書中，非公事不妄行，在官寬猛能折衷。今爲南司，[4]足以振肅百僚也。”淹曰：“今日之事，可謂當官而行，[5]更恐不足仰稱明旨爾。”於是彈中書令謝朏、司徒左長史王繢、護軍長史庾弘遠，[6]並以託疾不預山陵公事。[7]又奏收前益州刺史劉悛、梁州刺史陰智伯，[8]並贓貨巨萬，[9]輒收付廷尉。臨海太守沈昭略、永嘉太守庾曇隆及諸郡二千石并大縣官長，[10]多被劾，内外肅然。

明帝謂曰:"自宋以來，不復有嚴明中丞，君今日可謂近世獨步。"

[1]少帝：此指南朝齊海陵王蕭昭文。

[2]御史中丞：官名。南朝時亦稱"南司"。御史臺長官，掌監察執法，糾彈百官。

[3]明帝作相：指南朝齊明帝蕭鸞爲録尚書事。蕭鸞。字景栖，小字玄度，南蘭陵蘭陵（今江蘇常州市武進區）人。齊第五任皇帝。齊高帝蕭道成侄兒，始安貞王蕭道生次子。本書卷五、《南齊書》卷六有紀。南朝時以尚書臺長官爲宰相。

[4]南司：御史中丞的别稱。

[5]當官而行：《左傳》文公十年:"子舟曰:'當官而行，何彊之有？……是亦非辟彊也，敢愛死以亂官乎!'"

[6]中書令：官名。中書省長官。掌出納帝命。東晋以後，中書出令權他屬，或歸中書舍人，中書令漸成閑職，僅掌文章之事。《太平御覽》卷二二〇引《梁選簿》：中書"自宋已來比尚書令、特進之流，而無事任，清貴華重，大位多領之"。　謝朏：字敬沖，陳郡陽夏（今河南太康縣）人。東晋太保謝安族孫，西中郎將謝萬後人。南朝梁大臣，文學家。本書卷二〇有附傳，《梁書》卷一五有傳。　司徒左長史：官名。司徒府屬官，與司徒右長史分掌本府官吏。宋六品。齊官品不詳。　王繢：字叔素，琅邪臨沂（今山東臨沂市）人。車騎將軍王彧次子。南朝宋齊時期官員。本書卷二三、《南齊書》卷四九有附傳。　護軍：官名。護軍將軍之省稱。掌京畿以外諸軍，職權頗重。宋三品。齊官品不詳。　長史：官名。王公軍府屬官。掌本府官吏。其品秩依府主地位高下而定。宋六品。齊官品不詳。　庾弘遠：字士操，庾仲文子，潁川鄢陵（今河南鄢陵縣）人。南朝齊大臣。本書卷三五有附傳。

[7]山陵公事：山陵舊指皇帝陵墓。見《左傳》襄公十年:"兆

如山陵，有夫出征，而喪其雄。”山陵公事指帝王喪葬之事。

[8]益州：州名。治成都縣，在今四川成都市。　劉悛：字士操，徐州彭城（今江蘇徐州市）人。司空劉勔的兒子。南朝宋齊時期大臣。本書卷三九有附傳，《南齊書》卷三七有傳。　梁州：州名。治南鄭縣，在今陝西漢中市東。

[9]贓貨：用不正當手段獲取的財貨。

[10]臨海：郡名。治章安縣，在今浙江台州市椒江區章安街道。　沈昭略：字茂隆，吴興武康（今浙江德清縣）人。沈文季侄。宋順帝昇明末，爲相國西曹掾。齊高帝即位，以爲前軍將軍，遷中書郎、侍中。後東昏侯恣行殺戮，與文季同被害，年四十餘。南朝齊大臣。本書卷三七、《南齊書》卷四四有附傳。　永嘉：郡名。治永寧縣，在今浙江温州市。　二千石：漢代内自九卿郎將，外至郡守尉，其秩禄等級並爲二千石。故後世以二千石代稱郎將、郡守等。

累遷秘書監，[1]侍中，[2]衛尉卿。[3]初，淹年十三時，孤貧，常采薪以養母，曾於樵所得貂蟬一具，[4]將鬻以供養。其母曰："此故汝之休徵也，[5]汝才行若此，豈長貧賤也，可留待得侍中著之。"至是果如母言。

[1]秘書監：官名。秘書省長官，掌圖書經籍。

[2]侍中：官名。門下侍中省長官。掌奏事，直侍左右，應對獻替。法駕出，則正直一人負璽陪乘。殿内門下衆事皆掌之。

[3]衛尉卿：官名。南朝宋孝武帝復置衛尉。梁以衛尉爲衛尉卿，爲十二卿之一。掌宫門宿衛屯兵，巡行宫城，糾察不法。亦設於太后宫。

[4]貂蟬：侍中的專用服飾。據《續漢書·輿服志下》，侍中戴武冠，"加黄金璫，附蟬爲文，貂尾爲飾"。

[5]休徵：吉祥的徵兆。《尚書·洪範》："曰休徵。"孔安國傳："叙美行之驗。"

永元中，[1]崔慧景舉兵圍都，[2]衣冠悉投名刺，[3]淹稱疾不往。及事平，時人服其先見。

[1]永元：南朝齊東昏侯蕭寶卷年號（499—501）。

[2]崔慧景：字君山，清河東武城（今河北清河縣）人。仕齊，官至護軍將軍，加侍中。東昏侯蕭寶卷即位，誅大臣，慧景不自安。裴叔業反，慧景率軍出征。行至廣陵，亦反，舉兵嚮京師。本書卷四五、《南齊書》卷五一有傳。

[3]衣冠：代指士大夫、官紳。　名刺：又稱"名帖"，拜訪時通姓名用的名片，是古代官員交際不可缺少的工具。

東昏末，[1]淹以秘書監兼衛尉，又副領軍王瑩。[2]及梁武至新林，[3]淹微服來奔，[4]位相國右長史。[5]天監元年，[6]爲散騎常侍、左衛將軍，[7]封臨沮縣伯。[8]淹乃謂子弟曰："吾本素官，[9]不求富貴，今之忝竊，[10]遂至於此。平生言止足之事，亦以備矣。人生行樂，須富貴何時。[11]吾功名既立，正欲歸身草萊耳。"[12]以疾遷金紫光禄大夫，改封醴陵侯，[13]卒。[14]武帝爲素服舉哀，謚曰憲。

[1]東昏：南朝齊皇帝蕭寶卷。在位三年（499—501）。後蕭衍起兵圍建康，城破被殺，追封東昏侯。本書卷五、《南齊書》卷七有紀。

[2]領軍：官名。領軍將軍之省稱。禁衛軍最高統帥，職任甚

重。宋三品。齊官品不詳。　王瑩：字奉光，琅邪臨沂（今山東臨沂市）人。本書卷二三有附傳，《梁書》卷一六有傳。

[3]梁武：南朝梁開國皇帝蕭衍。字叔達。本書卷六、卷七，《梁書》卷一至卷三有紀。　新林：浦名。又名新林浦、新林港。在今江蘇南京市西南。

[4]微服：爲隱藏身份，避人注目而改換常服。

[5]相國：官名。《宋書·百官志上》："魏齊王以晋景帝爲相國。晋惠帝時趙王倫，湣帝時南陽王保，安帝時宋高祖，順帝時齊王，並爲相國。自魏晋以來，非復人臣之位矣。"蕭衍於齊和帝中興二年（502）二月爲相國。見《梁書》卷一《武帝紀上》。

[6]天監：南朝梁武帝蕭衍年號（502—519）。

[7]散騎常侍：官名。三國魏文帝黄初初年置散騎，合於中常侍，謂之散騎常侍。南朝宋以後，以掌侍從左右及圖書文翰爲主，地位低於前代。員四人。梁初第三品，後爲十二班。　左衛將軍：官名。與右衛將軍合稱二衛將軍，掌宫廷宿衛營兵。爲禁衛軍主要將領。梁十二班。

[8]臨沮縣伯：按，《梁書》卷一四《江淹傳》作"封臨沮縣開國伯"。臨沮，縣名。治所在今湖北當陽市西北。開國伯，開國，建立邦國；伯，五等爵之一。自晋以後，五等爵皆有開國之稱。

[9]素官：按，《梁書·江淹傳》作"素宦"。似以《梁書》爲是。指一般士族之官，相對於高等士族而言（參見唐長孺《魏晋南北朝史論拾遺·讀史釋詞》"素族"條及周一良《魏晋南北朝史札記·南齊書札記》"素族"條）。

[10]忝竊：謙言辱居其位或愧得其名。

[11]人生行樂，須富貴何時：《文選》卷四一楊子幼《報孫會宗書》："人生行樂耳，須富貴何時。"六臣吕向注："須，待也。"

[12]草萊：猶草野。鄉野，民間。

[13]改封醴陵侯：中華本校勘記云："'伯'各本作'侯'。按淹原封臨沮縣伯，此改封，非進封，不應爲侯。下'謚曰憲'《梁

書》作‘謚曰憲伯’，明此‘侯’爲‘伯’之譌，今改正。”可從。

[14]卒：按，《梁書·江淹傳》記載了卒年："四年，卒。"

淹少以文章顯，晚節才思微退，云爲宣城太守時罷歸，[1]始泊禪靈寺渚，[2]夜夢一人自稱張景陽，[3]謂曰："前以一匹錦相寄，今可見還。"淹探懷中得數尺與之，此人大恚曰：[4]"那得割截都盡。"顧見丘遲謂曰：[5]"餘此數尺既無所用，以遺君。"自爾淹文章躓矣。又嘗宿於冶亭，[6]夢一丈夫自稱郭璞，[7]謂淹曰："吾有筆在卿處多年，可以見還。"淹乃探懷中得五色筆一以授之。爾後爲詩絶無美句，時人謂之才盡。[8]凡所著述，自撰爲前後集，[9]并《齊史》十志，[10]並行於世。嘗欲爲《赤縣經》以補《山海》之闕，[11]竟不成。子蒍嗣。

[1]宣城：郡名。治宛陵縣，在今安徽宣城市宣州區。

[2]禪靈寺：佛寺名。南齊武帝所建，在今江蘇南京市西南秦淮河北岸。

[3]張景陽：張協。字景陽，安平（今河北安平縣）人。父親張收，蜀郡太守。張協少有俊才，與兄長張載齊名。曾任公府掾、秘書郎、華陽令等職。永寧元年（301），爲成都王、征北將軍司馬穎的從事中郎，後遷中書侍郎，轉河間内史，治郡清簡。惠帝末年，天下紛亂，他辭官隱居，以吟詠自娱。永嘉初，復征爲黄門侍郎，託病不就。後逝於家中。《晋書》卷五五有附傳。

[4]恚：惱恨，發怒。

[5]丘遲：字希範，吴興烏程（今浙江湖州市）人。本書卷七二有附傳，《梁書》卷四九有傳。

[6]冶亭：汲古閣本、百衲本同，殿本作“治亭”。作“冶亭”

是。冶亭，即冶城。在今江蘇南京市朝天宫一帶。《宋書》卷四九《劉鍾傳》：劉鍾"領石頭戍事……冶亭群盜數百夜襲鍾壘，距擊破之"，即此。

［7］郭璞：字景純，河東聞喜（今山西聞喜縣）人。建平太守郭瑗之子。後爲大將軍王敦記室參軍，以卜筮不吉勸阻王敦謀反而遇害。王敦之亂平定後，追贈弘農太守。宋徽宗時追封聞喜伯，元順帝時加封靈應侯。《晋書》卷七二有傳。

［8］時人謂之才盡：成語"江郎才盡"的主角。原指江淹少有文名，晚年詩文無佳句；後常比喻才思减退。梁鍾嶸《詩品》卷中："初，淹罷宣城郡，遂宿冶亭，夢一美丈夫自稱郭璞，謂淹曰：'吾有筆在卿處多年矣，可以見還。'淹探懷中，得五色筆以授之。爾後爲詩，不復成語，故世傳江淹才盡。"又，《文選》卷一六江文通《恨賦》李善注引劉璠《梁典》亦載此事，與《詩品》所載略同。按，關於江淹才盡，古今學者頗有討論：一曰遭逢梁武，不敢以文陵主，非爲才盡；二曰江淹不屑盡其才，非是才盡；三曰江淹遇隆官顯，無暇顧及詩文，非才盡；四曰江淹固已才盡，夢爲其兆（參見曹旭《詩品集注》，上海古籍出版社 2011 年版）。

［9］前後集：《隋書·經籍志四》著録"《江淹集》九卷、《江淹後集》十卷"。《舊唐書·經籍志下》著録"《江淹前集》十卷、《江淹後集》十卷"，《新唐書·藝文志四》著録"《江淹前集》十卷、《後集》十卷"。江淹《自序》云："人生當適性爲樂，安能精意苦力，求身後之名哉！故自少及長，未嘗著書，惟集十卷，謂如此足矣。"如此，則《江淹後集》或《自序》後之作。

［10］《齊史》十志：《隋書·經籍志二》著録"梁有江淹《齊史》十三卷，亡"。《南齊書》卷五二《檀超傳》："建元二年，初置史官，以超與驃騎記室江淹掌史職。上表立條例，開元紀號，不取宋年。封爵各詳本傳，無假年表。立十志：《律曆》《禮樂》《天文》《五行》《郊祀》《刑法》《藝文》依班固，《朝會》《輿服》依蔡邕、司馬彪，《州郡》依徐爰。《百官》依范曄，合《州郡》。班

固五星載《天文》，日蝕載《五行》；改日蝕入《天文志》。以建元爲始……又立《處士》《列女傳》。詔内外詳議……立《食貨》，省《朝會》……又立《帝女傳》……江淹撰成之。”又，劉知幾《史通》卷一二《古今正史》：“《齊史》，江淹始受詔著述。以爲史之所難，無出於志，故先著十志。”

[11]赤縣：戰國時鄒衍曾稱中國爲赤縣神州，後用以指中國。

任昉字彦升，[1]樂安博昌人也。[2]父遥，齊中散大夫。[3]遥兄遐字景遠，少敦學業，[4]家行甚謹，位御史中丞、金紫光禄大夫。始興永明中，[5]遐以罪將徙荒裔，遥懷名請訴，言淚交下，齊武帝聞而哀之，[6]竟得免。

[1]任昉：《梁書》卷一四有傳。　升：殿本同，汲古閣本作“昇”。

[2]樂安：郡名。治高苑縣，在今山東鄒平市東北。　博昌：縣名。治所在今山東博興縣東南。

[3]中散大夫：官名。丞相副佐，掌監察、執法，協理全國政務。

[4]敦：勤勉，專心且刻苦地完成任務。

[5]金紫光禄大夫。始興永明中：按，《通志》卷一四〇無“始興”二字。二字於此不成文，當爲衍文，應删。永明，南朝齊武帝蕭賾年號（483—493）。

[6]齊武帝：蕭賾。字宣遠，小名龍兒，南蘭陵（今江蘇常州市武進區）人。齊高帝長子，母爲昭皇后劉智容。本書卷四、《南齊書》卷三有紀。

遥妻河東裴氏，高明有德行，嘗晝卧，夢有五色采旗蓋四角懸鈴，自天而墜，其一鈴落入懷中，心悸因而有娠。[1]占者曰："必生才子。"及生昉，身長七尺五寸，幼而聰敏，早稱神悟。四歲誦詩數十篇，八歲能屬文，[2]自製《月儀》，[3]辭義甚美。褚彦回嘗謂遥曰：[4]"聞卿有令子，相爲喜之。所謂百不爲多，一不爲少。"由是聞聲藉甚。年十二，從叔晷有知人之量，見而稱其小名曰："阿堆，吾家千里駒也。"[5]昉孝友純至，每侍親疾，衣不解帶，[6]言與淚并，湯藥飲食必先經口。

[1]娠：胎兒在母腹中微動。泛指懷孕。

[2]屬文：連綴字句成文。即撰寫文章。

[3]《月儀》：篇名。史稱爲任昉八歲時所作，辭義甚美。原文已佚。後用爲年幼聰慧過人的典實。明代謝肇淛《五雜俎·人部四》："八歲則任昉《月儀》之制，何妥眷顧之答。"

[4]褚彦回：褚淵。字彦回，本書在創作時爲了避唐高祖李淵的名諱直接稱其爲褚彦回。河南陽翟（今河南禹州市）人。太常褚秀之之孫，左僕射褚湛之之子。宋明帝時，爲侍中。本書卷二八有附傳，《南齊書》卷二三有傳。

[5]千里駒：猶千里馬。少壯的良馬。喻指能力極强的少年人才。《漢書》卷三六《楚元王傳》："德（劉德）字路叔，修黄老術，有智略。少時數言事，召見甘泉宫，武帝謂之'千里駒'。"

[6]衣不解帶：形容日夜辛勞，不能安穩休息。

初爲奉朝請，[1]舉兖州秀才，[2]拜太學博士。[3]永明初，衛將軍王儉領丹楊尹，[4]復引爲主簿。儉每見其文，必三復殷勤，[5]以爲當時無輩，[6]曰："自傅季友以來，[7]始復見於任子。若孔門是用，其入室升堂。"於是令昉作一文，及見，曰:“正得吾腹中之欲。”乃出自作文，令昉點正，昉因定數字。儉拊几歎曰:[8]“後世誰知子定吾文!”其見知如此。

[1]奉朝請：官名。本指大臣定期參加朝會，朝見皇帝。六朝以爲官名，用以安置閑散官員。宋不爲官。齊官品不詳。

[2]兖州：州名。治淮陰縣，在今江蘇淮安市淮陰區西南甘羅城。

[3]太學博士：按，《梁書》卷一四《任昉傳》作“太常博士”。太常博士，魏晋爲太常屬官，參掌禮儀制度，擬議王公以下大臣謚號。考《宋書・百官志》，南朝宋有太學博士，無太常博士。疑作“太學博士爲是”。太學博士，官名。屬太常卿，掌教授國子學生，參議禮制。

[4]衛將軍：官名。將軍名號。爲重號將軍，多加大臣、重要地方長官。宋三品。齊官品不詳。

[5]殷勤：熱情而周到。

[6]無輩：無人能比。輩，比。

[7]傅季友：傅亮。字季友，北地靈州（今寧夏吴忠市北武市）人。傅亮博涉經史，尤善文辭。傅亮擅寫文章，著有《演慎論》《感物賦》等文章，《隋書・經籍志四》則載其有《傅亮集》三十一卷流傳。今有《光世音應驗記》傳世。《詩品》評傅亮之詩:“季友文，余常忽而不察。今沈特進撰詩，載其數首，亦復平美。”本書卷一五、《宋書》卷四三有傳。

[8]拊：拍。

後爲司徒竟陵王記室參軍。[1]時琅邪王融有才儁，[2]自謂無對當時，見昉之文，怳然自失。[3]以父喪去官，泣血三年，杖而後起。齊武帝謂昉伯遐曰:“聞昉哀瘠過禮，[4]使人憂之，非直亡卿之寶，亦時才可惜。宜深相全譬。”[5]遐使進飲食，當時勉勵，回即歐出。[6]昉父遥本性重檳榔，以爲常餌，臨終嘗求之，剖百許口，不得好者，昉亦所嗜好，深以爲恨，遂終身不嘗檳榔。遭繼母憂，昉先以毀瘠，每一慟絶，[7]良久乃蘇，因廬於墓側，以終喪禮。哭泣之地，草爲不生。[8]昉素彊壯，腰帶甚充，服闋後不復可識。[9]

[1]竟陵王：蕭子良。字雲英，南蘭陵（今江蘇常州市武進區）人。齊武帝蕭賾次子，母爲武穆皇后。蕭子良封爵號竟陵王。本書卷四四、《南齊書》卷四〇有傳。竟陵，郡名。治萇壽縣，在今湖北鍾祥市。　記室參軍：官名。王公府屬官，掌文書。宋七品。齊官品不詳。

[2]琅邪：郡名。治開陽縣，在今山東臨沂市北。　王融：字元長，琅邪臨沂（今山東臨沂市）人。“竟陵八友”之一。東晉宰相王導六世孫，廬陵太守王道琰之子。本書卷二一有附傳，《南齊書》卷四七有傳。

[3]悵然：失意貌，惆悵貌。

[4]哀瘠：哀毁瘠立。形容在父母喪中因過度悲傷而瘦得衹剩一把骨頭。

[5]全譬：謂多方曉喻勸導。

[6]歐：嘔吐。

[7]慟絶：因悲哀過度而昏厥。

[8]“因廬於墓側”至“草爲不生”：《文選》卷三九任彦昇《上蕭太傅固辭奪禮啓》李善注引劉璠《梁典》曰：“昉爲尚書殿中郎，父憂，去職。居喪不知鹽味。冬月單衫，廬於墓側。齊明作相，乃起爲建武將軍、驃騎記室，再三固辭。帝見其辭切，亦不能奪。”可與本傳互參。

[9]服闋：喪服期滿。　可識：殿本同，汲古閣本作“識”少“可”字。

齊明帝深加器異，[1]欲大相擢引，[2]爲愛憎所白，乃除太子步兵校尉，[3]掌東宫書記。[4]齊明帝廢鬱林王，[5]始爲侍中、中書監、驃騎大將軍、開府儀同三司、揚州刺史、録尚書事，[6]封宣城郡公，使昉具草。[7]帝惡其辭斥，[8]甚愠，[9]昉亦由是終建武中位不過列校。[10]

[1]器異：猶器重，看重。

[2]擢引：提拔。

[3]太子步兵校尉：官名。東宫三校尉之一。掌宿衛士。宋齊官品不詳。

[4]東宫：中國古代宫殿指稱，因方位得名。後借指居住東宫的儲君。因“東”時屬春，色屬“青”，故又稱“春宫”“青宫”；國儲所居，故又曰“儲宫”。

[5]鬱林王：鬱林王蕭昭業。字元尚，小字法身。文惠太子蕭長懋長子。因文惠太子早逝，故其由太孫繼位，後被廢，改稱鬱林王。本書卷五、《南齊書》卷四有紀。

[6]侍中：官名。秦始置，是列侯以下至郎中的加官，没有定員，爲丞相之史，以其往來東廂奏事，故謂之侍中。兩漢沿置，爲正規官職外的加官之一。因侍從皇帝左右，出入宫廷，與聞朝政，逐漸變爲親信貴重之職。魏晋以後，侍中多作爲重臣的加職。　中書監：官名。中書省長官，掌出納帝命。多爲重臣加官，位在中書令之上。　驃騎大將軍：官名。將軍名號。地位隆崇，多加元老重臣。　開府儀同三司：官名。始於東漢。本意指非三公（太尉、司徒、司空）而給予與三公同等的待遇。魏晋以後，將軍開府置官屬者稱開府儀同三司。　揚州：州名。治建康縣，在今江蘇南京市。

録尚書事：官名。尚書臺長官，不常置。多授元老權臣。總攬朝政，非尋常職官。

[7]使昉具草：按，《梁書》卷一四《任昉傳》有原文，可參看。

[8]斥：充分，懇切。按，齊明帝上讓表不過做樣子。任昉不明齊明帝之用心，寫出懇誠之文，故明帝惡之。《藝文類聚》卷一四別有謝朓《爲齊明帝讓宣城公表》，蓋齊明帝不用任作而命謝朓另撰。

[9]愠：憤怒，惱怒。

[10]建武：南朝齊明帝蕭鸞年號（494—498）。

昉尤長爲筆，頗慕傅亮才思無窮，當時公王表奏無不請焉。[1]昉起草即成，不加點竄。[2]沈約一代辭宗，深所推挹。[3]永元中，[4]紆意於梅虫兒，[5]東昏中旨用爲中書郎。[6]謝尚書令王亮，[7]亮曰："卿宜謝梅，那忽謝我。"昉慙而退。[8]末爲司徒右長史。[9]

[1]公王：百衲本同，汲古閣本、殿本作"王公"。

[2]點竄：修整字句，潤飾。

[3]推挹：推辭揖讓。

[4]永元：南朝齊東昏侯蕭寶卷年號（499—501）。

[5]紆意：委屈己意而奉承他人。　梅蟲兒：南朝齊弄臣。吴興（今浙江湖州市）人。東昏侯時，與茹法珍並爲制局監。直閣驍騎將軍徐世檦被殺後，又爲外監。他口稱詔敕，專擅朝政，爲御刀中"八要"首要人物。並封竟陵縣男。東昏侯呼其爲"阿兄"。公元501年雍州刺史蕭衍起兵入京，東昏侯死，他與茹法珍等佞幸亦被殺。本書卷七七有附傳。

[6]中書郎：官名。南朝時爲中書通事郎或中書侍郎的省稱，

隸中書省。

[7]尚書令：官名。尚書省長官。守宰相之任，位尊權重，不親庶務，梁、陳時常闕而不置，尚書省日常政務通常由僕射主持。王亮：字奉叔，琅邪臨沂（今山東臨沂市）人。南朝大臣、目録學家。東晉丞相王導六世孫。本書卷二三有附傳，《梁書》卷一六有傳。

[8]慙：同“慚”。不直失節。

[9]司徒右長史：官名。司徒府官屬，與左長史分掌本府官吏。宋六品。齊官品不詳。

梁武帝剋建鄴，[1]霸府初開，[2]以爲驃騎記室參軍，專主文翰。每制書草，沈約輒求同署。[3]嘗被急召，昉出而約在，是後文筆，約參製焉。

[1]建鄴：建康。在今江蘇南京市。三國吴，東晋，南朝宋、齊、梁、陳六代京師之地。西晋愍帝建興元年（313），因避愍帝司馬鄴諱，改建鄴爲建康。

[2]霸府：藩王府邸。此指蕭衍受封建安郡公所置府。見《梁書》卷一《武帝紀上》。

[3]輒：總是。

始梁武與昉遇竟陵王西邸，[1]從容謂昉曰：“我登三府，[2]當以卿爲記室。”昉亦戲帝曰：“我若登三事，[3]當以卿爲騎兵。”[4]以帝善騎也。至是引昉符昔言焉。昉奉牋云：[5]“昔承清宴，屬有緒言，提挈之旨，形乎善謔。豈謂多幸，斯言不渝。”蓋爲此也。[6]梁臺建，[7]禪讓文誥，多昉所具。

[1]西邸：齊武帝永明二年（484）竟陵王開西邸招文學之士，先後有七十四位文人進入西邸，形成了中國文學史上最爲龐大的文學集團。謝朓、王融、沈約、蕭衍、蕭琛、任昉、范雲、陸倕八人乃其翹楚，史稱“竟陵八友”，亦稱“西邸八友”。

[2]三府：指太尉、司徒、司空官署。

[3]三事：指三公，亦即太尉、司空、司徒。古三公主天、地、人之事，故稱。

[4]騎兵：官名。騎兵參軍之省稱。王公府屬官，掌騎兵曹。宋七品。齊官品不詳。

[5]牋：文體名，書札、奏記一類。多呈給皇后、太子或諸侯將相，以表情意的文書。

[6]爲：汲古閣本、殿本作“謂”。

[7]梁臺建：臺，官署。指齊和帝中興二年（502）二月蕭衍受封梁公，建臺治事。

奉世叔父母不異嚴親，事兄嫂恭謹。外氏貧闕，恒營奉供養。禄奉所收，四方餉遺，皆班之親戚，[1]即日便盡。性通脱，[2]不事儀形，喜愠未嘗形於色，車服亦不鮮明。

[1]班：殿本同，汲古閣本作“頒”。

[2]通脱：通達脱俗，不拘小節。

武帝踐祚，[1]歷給事黄門侍郎，[2]吏部郎。[3]出爲義興太守。[4]歲荒民散，以私奉米豆爲粥，活三千餘人。時産子者不舉，昉嚴其制，罪同殺人。孕者供其資費，濟者千室。在郡所得公田奉秩八百餘石，昉五分督一，餘者悉原，兒妾食麥而已。友人彭城到溉、溉弟洽從昉共爲山澤游。[5]及被代登舟，止有絹七匹，米五石。至都無衣，鎮軍將軍沈約遣裙衫迎之。[6]

[1]踐祚：即位，登基。

[2]給事黄門侍郎：官名。門下省次官，掌侍從左右，關通中外，儐相威儀，盡規獻納等。出入禁中，職任顯要。員四人。梁十班。

[3]吏部郎：官名。尚書省諸曹郎之首，掌官吏銓選調動事宜。職任甚重。梁十一班。

[4]義興：郡名。治陽羨縣，在今江蘇宜興市。義，汲古閣本同，殿本作“宜”。

[5]到溉：字茂灌，彭城武原（今江蘇邳州市）人。劉宋驃騎將軍到彦之孫子。彭城人。南朝梁大臣、文學家。本書卷二五有附傳，《梁書》卷四〇有傳。　洽：到洽。字茂㳂，彭城武原（今江蘇邳州市）人。劉宋驃騎將軍到彦之曾孫。南朝梁大臣。本書卷二五有附傳，《梁書》卷二七有傳。

[6]鎮軍將軍：官名。將軍名號。梁初第三品。　沈約遣裙衫迎之：《太平御覽》卷二五九引《梁書》“遣”作“遺”。

重除吏部郎，參掌大選，[1]居職不稱。尋轉御史中丞、秘書監。[2]自齊永元以來，秘閣四部，[3]篇卷紛雜，昉手自讎校，[4]由是第目定焉。[5]

[1]大選：南朝時别稱吏部尚書爲大選，吏部郎爲小選。

[2]御史中丞：官名。御史臺長官。掌督司百僚，奏劾不法。六朝第一流高門多不居此職。員一人，梁初第四品。

[3]秘閣：宮廷中藏書之所。　四部：此處當指甲、乙、丙、丁四部書目。西晋初，秘書監荀勖與中書令張華整理典籍，編成《中經新簿》，分甲、乙、丙、丁四部，創立四部書目分類體系。甲部記六藝及小學，乙部有古諸子家、近世子家、兵書、兵家、術數，丙部有史記、皇覽簿、雜事，丁部有詩賦圖贊汲冢書。荀勖所創四部法適應了《七略》後三百年間的學術變遷、各類圖書數量的增減和圖書庋藏的方便。東晋李充《晋元帝四部書目》依荀勖的四部書目分類體系，並改史書爲乙部，諸子爲丙部，從而正式確立了四部排列順序。此後各代宮廷藏書目録均以此類分圖書，被史學家稱爲"秘閣之永制"。至唐太宗貞觀年間，魏徵等編撰《隋書·經籍志》，始將甲、乙、丙、丁四部名稱换成經、史、子、集。《隋書·經籍志》吸收王儉、阮孝緒七分法的優點，使四部分類法成爲更爲完善、更加切合實際的書目分類體系。

[4]讎校：校讎，校對文字。

[5]由是第目定焉：按，《隋書·經籍志序》："齊末兵火，延燒秘閣，經籍遺散。梁初，秘書監任昉，躬加部集，又於文德殿内列藏衆書，華林園中總集釋典，大凡二萬三千一百六卷，而釋氏不豫焉。梁有秘書監任昉、殷鈞《四部目録》，又《文德殿目録》。"《廣弘明集》卷三阮孝緒《七録序》及唐《封氏聞見記·典籍》有類似記載。第，汲古閣本同，殿本作"篇"。

出爲新安太守，[1]在郡不事邊幅，[2]率然曳杖，[3]徒行邑郭。人通辭訟者，就路決焉。爲政清省，吏人便之。卒於官，唯有桃花米二十石，無以爲斂。[4]遺言不許以新安一物還都，雜木爲棺，浣衣爲斂。[5]闔境痛惜，百姓共立祠堂於城南，歲時祠之。武帝聞問，方食西苑緑沈瓜，投之於盤，悲不自勝。[6]因屈指曰："昉少時常恐不滿五十，今四十九，可謂知命。"即日舉哀，哭之甚慟。追贈太常，謚曰敬子。

［1］新安：郡名。治始新縣，在今浙江淳安縣西北。

［2］邊幅：本指布帛之邊緣，比喻人的儀表、衣着。

［3］曳杖：拄着拐杖。

［4］唯有桃花米二十石，無以爲斂：《太平御覽》卷一七一引《梁書》曰："任昉爲新安太守，調楓香二石，始入三兩便止，不欲遺之後人。及下任，唯有桃花米二十石。"

［5］浣衣：謂多次洗過的衣服。

［6］悲不自勝：悲傷得自己不能承受。形容極度悲傷。勝，能承受。

昉好交結，奬進士友，[1]不附之者亦不稱述，[2]得其延譽者多見升擢，[3]故衣冠貴游莫不多與交好，[4]坐上客恒有數十。時人慕之，號曰任君，言如漢之三君也。[5]在郡尤以清潔著名，[6]百姓年八十以上者，遣户曹掾訪其寒温。[7]嘗欲營佛齋，調楓香二石，始入三斗，便出教長斷，曰："與奪自己，不欲貽之後人。"[8]郡有蜜嶺及楊梅，舊爲太守所采，昉以冒險多物故，[9]即時停絶，吏人咸以百餘年未之有也。爲家誡，[10]殷勤甚有條貫。[11]陳郡殷芸與建安太守到溉書曰：[12]"哲人云亡，儀表長謝。元龜何寄，[13]指南何託？"[14]其爲士友所推如此。

［1］奬進：奬勵舉拔。

［2］稱述：述説，叙述。

［3］延譽：傳揚聲譽，傳揚好名聲。

[4]貴游：無官職的王公貴族。

[5]漢之三君：《後漢書》卷六七《黨錮傳》:“竇武、劉淑、陳蕃爲三君。君者，言一世之所宗也。”

[6]清潔：清正廉潔。

[7]户曹掾：官名。户曹長官。漢朝三公府及郡府置，三國、西晋沿之。東晋、南北朝僅置於州郡縣户曹，公府、將軍府所置改以參軍主之。

[8]貽：遺留，留下。

[9]物故：亡故，去世。

[10]家誡：猶家訓。

[11]殷勤：懇切叮嚀。

[12]殷芸：字灌蔬，陳郡長平（今河南西華縣）人。初任宜都王行參軍，後官至通直散騎常侍、秘書監、司徒左長史等。梁武帝大通三年（529）卒，年五十九。本書卷六〇有附傳，《梁書》卷四一有傳。

[13]元龜：大龜。古代用於占卜。借指謀士。蔡邕《薦邊讓書》:“伏惟幕府初開，博選精英，華髮舊德，並爲元龜。”也比喻可資借鑒的往事。晋劉琨《勸進表》:“前事之不忘，後事之元龜也。”

[14]指南：指導，辨别方向的依據。　何：汲古閣本同，殿本作“誰”。

昉不事生産，至乃居無室宅。時或譏其多乞貸，亦隨復散之親故，常自歎曰:“知我者亦以叔則，不知我者亦以叔則。”[1]既以文才見知，時人云“任筆沈詩”。昉聞甚以爲病。晚節轉好著詩，欲以傾沈，用事過多，屬辭不得流便，自爾都下士子慕之，轉爲穿鑿，[2]於是有才盡之談矣。博學，於書無所不見，家雖貧，聚書至萬餘卷，率多異本。及卒後，武帝使學士賀縱共沈約勘其書目，[3]官無者就其家取之。所著文章數十萬言，盛行於時。東海王僧孺嘗論之，以爲“過於董生、楊子。[4]昉樂人之樂，憂人之憂，虚往實歸，忘貧去吝，行可以厲風俗，義可以厚人倫，能使貪夫不取，懦夫有立”。其見重如此。[5]

[1]叔則：裴楷。字叔則，河東聞喜（今山西聞喜縣）人。性寬厚，與物無忤，不持儉素，每游榮貴輒取其珍玩，雖車馬器服，宿昔之間便以施諸窮乏。梁、趙二王，國之近屬，貴重當時。楷歲請二國租錢百萬以散親族。人或譏之，楷曰:“損有餘以補不足，天之道也。”安於毁譽。《晋書》卷三五有傳。

[2]穿鑿：非常牽强地解釋，把没有某種意思的説成有某種意思。

[3]賀縱：《梁書》卷一四《任昉傳》同，而《梁書》卷五〇《劉峻傳》作“賀蹤”。

[4]董生：西漢大儒董仲舒，著《春秋繁露》，爲公羊學代表之一。《漢書》卷五六有傳。　楊子：揚雄。字子雲，蜀郡成都（今四川成都市）人。廬江太守揚季五世孫，名士嚴君平弟子。著有《法言》《太玄》等。《漢書》卷八七有傳。

[5]其見重如此：按，任昉的影響可通過北朝的情况窺管。《太平御覽》卷五九九引《三國典略》有云:“邢劭嘗云:‘江南任昉，文體本疏，魏收非直模擬，亦大偷竊。’收聞之乃言曰:‘劭常於沈休文集裏作賊（中華書局1962年影印本作“賦”，誤），何意道我偷任語!’任、沈俱有重名，邢、魏各有所好。”可見任昉文章之影響。

有子東里、西華、南容、北叟，並無術業，[1]墜其家聲。兄弟流離不能自振，生平舊交莫有收卹。[2]西華冬月著葛帔練裙，[3]道逢平原劉孝標，[4]泫然矜之，[5]謂曰："我當爲卿作計。"乃著《廣絶交論》以譏其舊交曰：

[1]術業：學術技藝，學業。

[2]卹：同"恤"。救濟。

[3]練：汲古閣本、殿本作"練"。

[4]平原：郡名。治平原縣，在今山東平原縣西南。　劉孝標：劉峻。字孝標，本名法武，平原（今山東平原縣）人。以注釋劉義慶等編撰的《世説新語》而著聞於世，其《世説新語》注引證豐富，爲當時人所重視。而其文章亦擅美當時。本書卷四九有附傳，《梁書》卷五〇有傳。《文選》卷五五劉孝標《廣絶交論》李善注引劉璠《梁典》曰："劉峻見任昉諸子西華兄弟等，流離不能自振，生平舊交，莫有收恤。西華冬月著葛布帔、練裙，路逢峻，峻泫然矜之，乃廣朱公叔《絶交論》。"

[5]泫然：流淚貌。

客問主人曰："朱公叔《絶交論》，爲是乎，爲非乎？"[1]主人曰："客奚此之問？"[2]客曰："夫草蟲鳴則阜螽躍，[3]彫虎嘯而清風起，[4]故絪氳相感，霧涌雲蒸，[5]嚶鳴相召，星流電激。[6]是以王陽登則貢公喜，[7]罕生逝而國子悲。[8]且心同琴瑟，[9]言鬱郁於蘭茝，[10]道叶膠漆，[11]志婉孌於塤篪。[12]聖賢以此鏤金板而鐫盤盂，[13]書玉牒而刻鍾鼎。[14]若乃匠石輟成風之妙巧，[15]伯牙息流波之雅引，[16]范、張款款於下泉，[17]尹、班陶陶於永夕。[18]駱驛從横，[19]烟霏雨散，[20]巧歷所不知，[21]心計莫能測。[22]而朱益州汨彝叙，[23]粤謨訓，[24]捶直切，[25]絶交遊，視黔首以鷹鸇，[26]媲人靈於豺虎。[27]蒙有猜焉，[28]請辯其惑。"[29]

[1]朱公叔《絶交論》：朱穆字公叔，後漢南陽宛（今河南南陽市）人。曾官侍御史，感時俗澆薄，著《絶交論》以矯之。《後漢書》卷四三有附傳。

[2]奚：文言副詞。怎麼，爲什麼。

[3]草蟲鳴則阜螽躍：阜螽，蚱蜢。《詩·召南·草蟲》："喓喓草蟲，趯趯阜螽。"鄭玄箋："草蟲鳴，阜螽躍而從之，異種同類。"

[4]彫虎嘯而清風起：彫虎，有斑紋的虎。《淮南子·天文訓》："虎嘯而谷風至，龍舉而景雲屬。"

[5]氛氲相感，霧涌雲蒸：《文選》卷五五劉孝標《廣絶交論》李善注："元氣相感，霧湧雲蒸以相應。"氛氲，指天地間陰陽之氣。

[6]嚶鳴相召，星流電激：嚶鳴，鳥鳴聲。《詩·小雅·伐木》："伐木丁丁，鳥鳴嚶嚶。"《文選·廣絶交論》李善注："鳥鳴相召，星流電激以相從。"

[7]王陽登則貢公喜：王陽，王吉，字子陽，故稱。貢公，即貢禹。《漢書》卷七二《王貢兩龔鮑傳》："（王）吉與貢禹爲友，世稱'王陽在位，貢公彈冠'，言其取舍同也。"

[8]罕生逝而國子悲：罕生，罕虎，字子皮。國子，即子産。《左傳》昭公十三年："（子産）聞子皮卒，哭，且曰：'吾已！無爲爲善矣，唯夫子知我。'"

[9]心同琴瑟：琴和瑟兩種樂器一起合奏，聲音和諧，用來比喻融洽的感情。曹植《王仲宣誄》："吾與夫子，義貫丹青，好和琴瑟，分過友生。"

［10］鬱郁：香氣鬱勃。　蘭茝：香草名。

［11］叶（xié）：和洽。常指聲音的調諧。　膠漆：《後漢書》卷八一《獨行傳》："陳重，字景公……少與同郡雷義爲友……鄉里爲之語曰：'膠漆自謂堅，不如雷與陳。'"

［12］婉孌：情意纏綿深摯。　塤篪：並樂器名。《詩·小雅·何人斯》："伯氏吹塤，仲氏吹篪。"比喻兄弟親睦。

［13］鏤金板而鐫盤盂：金板，鑄金屬爲版，國有大事則鏤之。盤盂，盛物之器，上刻紀功或警省的銘文。《墨子·非命下》："鏤之金石，琢之盤盂，傳遺後世子孫。"

［14］玉牒：玉製簡册。

［15］匠石輟成風之妙巧：《莊子·徐無鬼》："莊子送葬，過惠子之墓，顧謂從者曰：'郢人堊墁其鼻端若蠅翼，使匠石斫之。匠石運斤成風，聽而斲之。盡堊而鼻不傷，郢人立不失容。宋元君聞之，召匠石曰：'嘗試爲寡人爲之。'匠石曰：'臣則嘗能斲之。雖然，臣之質死久矣。'自夫子之死也，吾無爲質矣，吾無與言之矣。"

［16］伯牙息流波之雅引：牙，《文選·廣絶交論》作"子"。雅引，樂曲。《吕氏春秋·本味》："伯牙鼓琴，鍾子期聽之，方鼓琴而志在太山，鍾子期曰：'善哉乎鼓琴，巍巍乎若太山。'少選之間，而志在流水，鍾子期又曰：'善哉乎鼓琴，湯湯乎若流水。'鍾子期死，伯牙破琴絶弦，終身不復鼓琴，以爲世無足復爲鼓琴者。"

［17］范、張：范式、張劭。《范式張劭》是晉代文學家干寶的作品，出自《搜神記》卷十一。作品先寫范式的重諾守信，後寫范式的千里送葬，淋漓盡致地表現范式與張劭這兩個生死不渝的朋友非同尋常的友情。文章風格精悍古拙，古瘦勁硬。范式，字巨卿，少與張劭爲友。劭，字元伯，卒，式忽夢劭呼己曰："巨卿，吾以某日死，當以爾時葬，永歸黄泉。子未我忘，豈能相及！"式怳然覺悟，便服朋友之服，投其葬日，馳往赴之。即至壙，將窆而柩不進。其母撫之曰："元伯，豈有望邪？"遂停柩。移時，乃見素車白

馬號哭而來。其母望之，正范巨卿。既至，叩喪言曰："行矣元伯！死生路異，永從此辭！"式執引，柩乃前。式遂留冢次，修墳種樹，然後乃去。　款款：忠誠。　下泉：黄泉之下。

［18］尹、班：指尹敏、班彪。《文選·廣絶交論》李善注引《東觀漢記》："尹敏與班彪相厚，每相與談，常晏暮不食。晝即至冥，夜徹旦。彪曰：'相與久語，爲俗人所怪。然鍾子期死，伯牙破琴，曷爲陶陶哉！'"　陶陶：和樂的樣子。

［19］駱驛：往來不絶、相連不斷。也作"絡繹"。

［20］烟霏雨散：形容衆多。《文選·廣絶交論》："絡繹縱横，煙霏雨散。"李善注："煙霏雨散，衆多也。"

［21］巧歷：擅長曆數之人。《莊子·齊物論》："一與言爲二，二與一爲三。自此以往，巧曆不能得，而况其凡乎！"

［22］心計：工於心計之人。

［23］朱益州汨彝叙：朱益州即朱穆。初舉孝廉。東漢順帝末，大將軍梁冀使典兵事。桓帝時任侍御史。感時俗澆薄，作《崇厚論》《絶交論》。桓帝永興初，出任冀州刺史，鎮壓起事災民。後觸犯宦官，罰作刑徒，因千人上書爲之鳴不平，赦歸。居鄉數年，復拜尚書。上書請除宦官未成，憂憤死。穆卒，贈益州刺史，故稱。汨，當作"汩"，亂之意。彝叙，倫常次序。

［24］謨訓：謀略和訓誨。《尚書·胤征》："聖有謨訓，明徵定保。"孔安國傳："聖人所謀之教訓，爲世明證，所以定國安家。"

［25］直切：耿直誠懇。

［26］黔首：戰國時期和秦代對平民的稱呼。秦始皇時期開始作爲官方辭令使用。"分天下以爲三十六郡，郡置守、尉、監。更名民曰'黔首'"（《史記》卷六《秦始皇本紀》），含義與當時常見的民、庶民同。　鷹鸇：鷹與鸇。比喻忠勇的人。語出《左傳》文公十八年："見無禮於其君者，誅之，如鷹鸇之逐鳥雀也。"亦比喻凶殘的人。

［27］人靈：生靈，百姓。人爲萬物之靈，故稱。　豺：殿本

同，汲古閣本作“猛”。

［28］蒙：蒙昧。此處爲客自謙之稱。《文選》卷九揚子雲《長楊賦》：“蒙竊惑焉。” 猜：意同“惑”，疑惑。

［29］辯：《梁書》卷一四《任昉傳》作“辨”。

主人听然曰：[1]“客所謂撫弦徽音，未達燥濕變響，[2]張羅沮澤，不睹鴻鴈高飛。[3]蓋聖人握金鏡，[4]闡風烈，[5]龍驤蠖屈，[6]從道汙隆。[7]日月連璧，[8]贊亹亹之弘致，[9]雲飛雷薄，[10]顯棣華之微旨。[11]若五音之變化，[12]濟九成之妙曲，[13]此朱生得玄珠於赤水，[14]謨神睿以爲言。[15]至夫組織仁義，琢磨道德，[16]懽其愉樂，恤其陵夷，[17]寄通靈臺之下，[18]遺迹江湖之上，[19]風雨急而不輟其音，[20]霜雪零而不渝其色，[21]斯賢達之素交，[22]歷萬古而一遇。逮叔世人訛，[23]狙詐飆起，[24]溪谷不能踰其險，鬼神無以究其變，[25]競毛羽之輕，趨錐刀之末。[26]於是素交盡，利交興，天下蚩蚩，[27]鳥驚雷駭。然利交同源，派流則異，[28]較言其略，[29]有五術焉：

［1］听（tīng）然：笑的樣子。《文選》此下有“而笑”二字。《史記》卷一一七《司馬相如列傳》：“無是公聽然而笑。”

［2］撫弦徽音，未達燥濕變響：徽，《文選》李善注引許慎《淮南子注》曰：“鼓琴循弦謂之徽也。”此語典出《韓詩外傳》卷七：“趙遣使於楚，臨去，趙王謂之曰：‘必如吾言辭。’時趙王方鼓琴，使者因跪曰：‘大王鼓琴，未有如今日之悲也，請記其處，後將法焉。’王曰：‘不可。夫時有燥濕，弦有緩急，徽柱推移，不可記也。’使者曰：‘臣愚，請借此以譬之。何者？楚之去趙二千餘里，

變改萬端亦猶弦，不可記也。’”

［3］張羅沮澤，不睹鴻鴈高飛：鴻，《文選》同，《梁書》卷一四《任昉傳》作“鵠”。高，《文選》作“雲”。此語典出司馬長卿《難蜀父老》：“鷦鵬已翔乎寥廓之宇，而羅者猶視乎藪澤，悲夫！”參見《文選》卷四四。

［4］金鏡：《文選》卷五五劉孝標《廣絶交論》李善注：“《洛書》曰：‘秦失金鏡。’鄭玄注：‘金鏡，喻明道也。’”

［5］風烈：風教。《文選》卷七司馬長卿《子虚賦》：“願聞大國之風烈，先生之餘論也。”

［6］龍驤：驤，騰躍。龍驤比喻得志而升遷。《文選》卷五〇班孟堅《述韓彭英盧吴傳贊》：“雲起龍驤，化爲侯王。”　蠖屈：比喻不得志而退隱。《易·繫辭下》：“尺蠖之屈，以求伸也。”

［7］從道汙隆：汙隆，高下，比喻世道盛衰。從道汙隆即言隨時進退。《禮記·檀弓上》：“道隆則從而隆，道汙則從而汙。”

［8］日月連璧：比喻天下太平。《文選·廣絶交論》李善注引《易坤靈圖》曰：“至德之萌，日月若聯璧。”

［9］贊：稱嘆。《文選·廣絶交論》同，《梁書·任昉傳》作“歎”。　亹亹：微妙。

［10］雲飛雷薄：比喻世道衰亂。雷，《文選》同，《梁書·任昉傳》作“電”。

［11］棣華：《論語·子罕》：“唐棣之華，偏其反而。豈不爾思，室是遠而。”後世多以“棣華”喻兄弟。《文選·廣絶交論》李善注云：“何晏曰：逸詩也。唐棣之華反而後合，賦此詩以言權反而後至於大順也。”

［12］五音：中國古代音律，按五度的相生順序，從宫音開始到羽音，依次爲：宫—商—角—徵—羽。唐代時使用“合、四、乙、尺、工”。

［13］九成：猶九闋。樂曲終止叫成。語出《尚書·益稷》：“《簫韶》九成，鳳凰來儀。”孔穎達疏：“成猶終也，每曲一終，必

變更奏。故《經》言九成，《傳》言九奏，《周禮》謂之九變，其實一也。”

［14］朱生：即朱穆。　玄珠：黑色的珠子。比喻道。《莊子·天地》：“黄帝遊乎赤水之北，登乎昆侖之丘而南望，還歸，遺其玄珠。”陸德明釋文：“玄珠，司馬云：‘道真也。’”

［15］謨：謀。　神睿：神聖。　以：《梁書·任昉傳》作“而”。　爲言：指作《絶交論》。

［16］琢磨：磨煉。

［17］陵夷：衰微，衰落，衰敗。

［18］靈臺：指心靈。《莊子·庚桑楚》：“不可内於靈台。”郭象注：“靈台者，心也。”

［19］遺迹：謂忘乎形迹。《文選·廣絶交論》：“寄通靈台之下，遺迹江湖之上。”李善注：“《莊子》曰：‘魚相忘於江湖，人相忘於道術。’郭象曰：‘各自足，故相忘也。’今引‘江湖’，唯取‘相忘’之義也。”張銑注：“遺迹，謂心相知而迹相忘也。”　江湖：《莊子·大宗師》：“故曰：魚相忘於江湖，人相忘乎道術。”

［20］風雨急而不輟其音：《詩·鄭風·風雨》：“風雨如晦，雞鳴不已。”鄭玄箋：“喻君子雖居亂世，不改變其節度也。”

［21］霜雪零而不渝其色：《莊子·讓王》：“天寒既至，霜雪既降，吾是以知松柏之茂也。”“霜雪零而不渝其色”即以松柏之長青比喻君子臨危難之時而友情不改變。

［22］素交：真誠純潔的友情，舊交。

［23］逮：至。　叔世：末世。

［24］狙詐：《後漢書》卷六七《黨錮傳》論：“霸德既衰，狙詐萌起。”李賢注：“狙，獮猴也。以其多詐，故比之也。”

［25］溪谷不能踰其險，鬼神無以究其變：《莊子·列禦寇》：“孔子曰：‘凡人之心，險於山川，難於知天。’”

［26］錐刀之末：末，梢，尖端。比喻微小的利益。也比喻極小的事情。《左傳》昭公六年：“錐刀之末，將盡争之。”

［27］蚩蚩：漢代揚雄《法言・重黎》："大國蚩蚩，爲嬴弱姬。"《文選・廣絶交論》："於是素交盡，利交興，天下蚩蚩，鳥驚雷駭。"李善注："《廣雅》曰：'蚩，亂也。'"吕延濟注："蚩蚩，猶擾擾也。"

［28］泒：汲古閣本同，殿本作"派"。

［29］較言：明言。《文選》劉峻《廣絶交論》："較言其略。"李善注："《廣雅》曰：'較，明也。'"

"若其寵均董、石，[1]權壓梁、竇，[2]彫刻百工，鑪錘萬物，[3]吐嗽興雲雨，呼噏下霜露，[4]九域聳其風塵，[5]四海疊其熏灼。[6]靡不望影星奔，藉響川騖。[7]鷄人始唱，[8]鶴蓋成陰，[9]高門旦開，流水接軫，[10]皆願摩頂至踵，[11]隳膽抽腸。[12]約同要離焚妻子，[13]誓殉荆卿湛七族。[14]是曰勢交，其流一也。

［1］均：《梁書》卷一四《任昉傳》作"鈞"，等同。　董、石：漢代董賢、石顯。二人皆以侍從皇帝而貴寵一時。《漢書》卷九三均有傳。

［2］壓：超過。　梁、竇：指後漢外戚梁冀、竇憲。二人並以外戚之貴，專擅權柄，勢傾中外。《後漢書》卷三四、卷二三有傳。

［3］彫刻百工，鑪錘萬物：《文選》卷五五劉孝標《廣絶交論》李善注："雕刻、爐捶，喻造物也。"鑪，殿本同，汲古閣本作"爐"。錘，《文選・廣絶交論》作"捶"。

［4］噏：殿本同，汲古閣本作"吸"。

［5］九域：九州。　聳：通"竦"。《爾雅・釋詁》："竦，懼也。"　風塵：比喻威嚴的權威。

［6］疊：通"慴"。《詩・周頌・時邁》毛亨傳："疊，懼也。"　熏灼：比喻囂張的氣焰。

[7]川騖：趨赴之快如川之奔流入海。騖，《文選·廣絶交論》作"鶩"。騖，通"鶩"，賓士。

[8]雞人：周官名。掌供辦雞牲。凡舉行大典，則報時以警夜。《周禮·春官·雞人》："雞人掌共雞牲，辨其物。大祭祀，夜嘑旦以嘂百官。凡國之大賓客、會同、軍旅、喪紀，亦如之。凡國事爲期，則告之時。凡祭祀，面禳釁，共其雞牲。"孫詒讓正義："'雞人'者，葉鈔《釋文》作'雞人'。阮元云：'從隹者小篆，從鳥者籀文。'"後指宫廷中專管更漏之人。

[9]鶴蓋：形如飛鶴的車蓋。語本漢代劉楨《魯都賦》："蓋如飛鶴，馬如遊魚。"

[10]接軫：車輛相銜接而行。形容其多。漢代張衡《西京賦》："冠帶交錯，方轅接軫。"北魏楊衒之《洛陽伽藍記·寶光寺》："雷車接軫，羽蓋成陰。"

[11]摩頂至踵：《孟子·盡心上》："墨子兼愛，摩頂放踵，利天下，爲之。"趙岐注："摩禿其頂，下至於踵。"

[12]隳膽抽腸：猶言披肝瀝膽。表示真心誠意。隳，毀。

[13]要離焚妻子：事見《吕氏春秋·忠廉》。春秋時，要離爲吴王僚殺王子慶忌，先讓王僚焚死自己的妻子，僞裝罪人以接近慶忌，遂乘機刺殺慶忌。

[14]荆卿湛七族：事見《戰國策·燕策三》。戰國時，荆軻爲燕太子丹刺秦王，未果而死，其族坐亡。湛，同"沉"，滅。《文選》卷三九鄒陽《獄中上書自明》："然則荆軻湛七族，要離燔妻子，豈足爲大王道哉！"

"富埒陶、白，[1]貲巨程、羅，[2]山擅銅陵，[3]家藏金穴，[4]出平原而聯騎，[5]居里閈而鳴鐘。[6]則有窮巷之賓，繩樞之士，[7]冀宵燭之末光，[8]邀潤屋之微澤。[9]魚貫鳧踊，[10]颯沓鱗萃，[11]分鴈鶩之稻梁，[12]霑玉斝之餘瀝。[13]銜恩遇，進款誠，援青松以示心，[14]指白水而旌信。[15]是曰賄交，其流二也。

［1］埒：並列，相等。　陶、白：陶朱公、白圭。陶朱公即春秋時越國范蠡。蠡既雪會稽之耻，變名易姓，之陶，爲朱公。乃治産積居，子孫修業而息之，家産遂至巨萬，故言富者皆稱陶朱公。白圭，周人，善治生産，樂觀時變，天下言治生者祖白圭。並見《史記》卷一二九《貨殖列傳》。

［2］貲巨程、羅：貲，通“資”，財貨。程、羅，程鄭、羅褒。程鄭以冶鐵成大富，羅褒亦貲至巨萬。二人並見《漢書》卷九一《貨殖傳》。

［3］山擅銅陵：銅陵即銅山。西漢宦者鄧通受文帝之賜得蜀嚴道銅山，采銅鑄錢，鄧氏錢布天下。事詳《漢書》卷九三《佞幸傳》。

［4］家藏金穴：典出《後漢書》卷一〇上《光武郭皇后紀上》。東漢光武帝郭皇后弟況爲大鴻臚，數受賞賜，得金錢，京師號況家爲金穴。

［5］聯騎：車馬接連不斷，形容聲勢顯赫。《史記》卷六七《仲尼弟子列傳》：“子貢相衛，而結駟連騎。”

［6］鳴鐘：古代富貴之家，食時擊鐘奏樂。即所謂“鐘鳴鼎食”。

［7］繩樞：用繩繫門樞，指極貧困之家。

［8］末光：餘光。《戰國策・秦策二》：“夫江上之處女，有家貧而無燭者，處女相與語，欲去之。家貧無燭者將去矣，謂處女曰：‘妾以無燭故，常先至掃室布席。何爱餘明之照四壁者，幸以賜妾，何妨於處女？妾自以有益於處女，何爲去我？’處女相與語以爲然，而留之。”

［9］邀潤屋之微澤：邀，求。潤屋指富家。《禮記・大學》：“富

潤屋，德潤身。”澤，利。

[10]鳧踊：踊，《文選》卷五五劉孝標《廣絶交論》作“躍”。像野鴨一樣踊躍争先。

[11]颯沓：紛繁、衆多貌。《文選·廣絶交論》：“魚貫鳧躍，颯沓鱗萃。”李周翰注：“颯沓鱗萃，言多也。” 鱗萃：像魚一樣聚集。

[12]鴈鶩之稻粱：古富貴之家以稻粱飼鵝鴨。鴈，鵝；鶩，鴨。

[13]玉斝：玉質酒器。 餘瀝：殘剩的酒。

[14]援青松以示心：援，引。《禮記·禮器》：“其在人也，如竹箭之有筠也，如松柏之有心也。”

[15]指白水而旌信：旌，表白。《左傳》僖公二十四年：晋公子曰：“所不與舅氏同心者，有如白水！”

“陸大夫宴喜西都，[1]郭有道人倫東國，[2]公卿貴其籍甚，[3]搢紳羡其登仙。加以顩頤蹙頞，涕唾流沫，[4]騁黄馬之劇談，[5]縱碧鷄之雄辯。[6]叙寒燠則寒谷成暄，[7]論嚴苦則春叢零葉，[8]飛沈出其顧指，榮辱定其一言。於是有弱冠王孫，綺紈公子，[9]道不挂於通人，[10]聲未遒於雲閣，[11]攀其鱗翼，[12]丐其餘論，[13]附騏驥之旄端，[14]軼歸鴻於碣石。[15]是曰談交，其流三也。

[1]陸大夫：西漢陸賈。漢初楚國人，西漢思想家、政治家、外交家。以説尉佗臣服於漢，高祖拜之爲太中大夫。陳平以錢五百萬遺賈爲食飲費，賈以此遊公卿間，名聲籍甚。《漢書》卷四三有傳。 西都：西漢京城長安。

［2］郭有道人倫東國：郭有道即郭泰。字林宗，太原介休（今山西介休市）人。東漢時期名士，與許劭並稱“許郭”，被譽爲“介休三賢”之一。曾舉有道科，不應。善人倫。游洛陽，與河南尹李膺友善，名震京師。《後漢書》卷六八有傳。人倫，指評品人物。東國，東都洛陽。

［3］籍甚：盛大，盛多。

［4］顩頤蹙頞，涕唾流沫：顩，扭曲的樣子。頤，臉頰。蹙，緊縮。頞，鼻梁。形容人高談闊論時的表情、神態。《文選》卷四五揚子雲《解嘲》：“蔡澤，山東之匹夫也，顩頤折頞，涕唾流沫，西揖强秦之相，搤其咽而亢其氣，拊其背而奪其位。”顩，殿本、汲古閣本作“歛”。

［5］騁黄馬之劇談：暢談關於黄馬異於馬的命題。《莊子·天下》載戰國時名辯家惠施有“黄馬驪牛三”的命題。《釋文》引晋司馬彪注云：“牛馬以二爲三；曰牛、曰馬、曰牛馬，形之三也；曰黄、曰驪、曰黄驪，色之三也；曰黄馬、曰驪牛、曰黄馬驪牛，形與色爲三也。”

［6］縱碧鷄之雄辯：縱論關於碧雞異於雞的雄辯。《公孫龍子·通變》：“黄其馬也，其與類乎？碧其雞也，其與暴乎？暴則君臣争而兩明也。兩不明，昏不明，非正舉也。”

［7］寒谷成暄：暄，温暖。《文選》卷五五劉孝標《廣絶交論》李善注引劉向《别録》曰：“鄒衍在燕，有谷寒而不生五穀，鄒子吹律而温至生黍也。”寒，汲古閣本同，殿本作“温”。

［8］嚴苦：嚴冬乾寒。苦，《文選·廣絶交論》同，《梁書》卷一四《任昉傳》作“枯”。

［9］綺紈：猶紈袴。指富貴之家或其子弟，含貶意。

［10］挂：《文選·廣絶交論》同，《梁書·任昉傳》作“絓”。　通人：王充《論衡·超奇》：“夫能説一經者爲儒生，博覽古今者爲通人。”

［11］遒：美。　雲閣：即雲臺，漢宫中高臺名。漢明帝圖畫中

興功臣三十二人於此。

［12］鱗翼：代指龍鳳。揚雄《法言·淵騫》："攀龍鱗，附鳳翼。"

［13］丐：求。

［14］附騏驥之旄端：騏，《文選·廣絶交論》作"駔"，《藝文類聚》卷二一同。旄，《文選·廣絶交論》同，《梁書·任昉傳》作"髦"。《文選》卷五一王褒《四子講德論》："蚊虻終日經營，不能越階序，附驥尾則涉千里，攀鴻翮則翔四海。"

［15］碣石：山名。在渤海畔。《淮南子·覽冥訓》："若夫鉗且、大丙之御也……不招指、不咄叱，過歸雁於碣石。"

"陽舒陰慘，[1]生靈大情，憂合歡離，[2]品物恒性。[3]故魚以泉涸而呴沫，[4]鳥因將死而鳴哀。[5]同病相憐，綴河上之悲曲，[6]恐懼寘懷，昭谷風之盛典，[7]斯則斷金由於湫隘，[8]刎頸起於苫蓋。[9]是以伍員濯溉於宰嚭，[10]張王撫翼於陳相。[11]是曰窮交，其流四也。

［1］陽舒陰慘：舒，安詳；慘，悲愁。《文選》卷二張平子《西京賦》："夫人在陽時則舒，在陰時則慘，此牽乎天者也。"李善注引薛綜云："陽謂春夏，陰謂秋冬。"

［2］憂合讙離：憂時易合，歡時易離。讙，同"歡"。

［3］品物：萬物，衆物。《易·乾》："雲行雨施，品物流形。"

［4］魚以泉涸而呴沫：呴，吹。《文選》卷五五劉孝標《廣絶交論》作"煦"，《藝文類聚》卷二一同。《莊子·大宗師》："泉涸，魚相與處於陸，相呴以濕，相濡以沫。"

［5］鳥因將死而鳴哀：《論語·泰伯》："鳥之將死，其鳴也哀。"鳴哀，《文選·廣絶交論》、《藝文類聚》卷二一同，《梁書》卷一

四《任昉傳》作“悲鳴”。

［6］同病相憐，綴河上之悲曲：《吴越春秋·闔閭内傳》：子胥曰：“子聞河上之歌者乎？同病相憐，同憂相救。驚翔之鳥，相隨而集；瀨下之水，回復俱流……誰不愛其所近，悲其所思者乎！”

［7］恐懼寘懷，昭谷風之盛典：《詩·小雅·谷風》：“習習谷風，維風及頽。將恐將懼，寘予于懷；將安將樂，棄予如遺。”毛《序》云：“《谷風》，刺幽王也，天下俗薄，朋友道絶焉。”

［8］斷金：比喻同心。《易·繫辭上》：“二人同心，其利斷金。”　湫隘：低濕狹窄之居。此處指貧賤。

［9］刎頸：指生死之交。　苫蓋：以茅草爲衣，代指貧賤。

［10］伍員濯溉於宰嚭：事詳《吴越春秋·闔閭内傳》。伍子胥，名員，字子胥，楚國人，春秋末期吴國大夫、軍事家。以封於申，也稱申胥。宰嚭，春秋時吴國大臣。伯氏，名嚭（一作“噽”），一作帛喜、白喜，字子餘。楚大夫伯州犁之孫，出亡奔吴，以功任爲太宰。因善逢迎，深得吴王夫差寵信。吴破越後，他受越賄賂，許越媾和，並屢進讒言，譖殺伍子胥。吴亡後，降越爲臣。

［11］張王撫翼於陳相：事詳《漢書》卷三二《張耳陳餘傳》。陳餘，魏國大梁（今河南開封市）人。秦朝末年將領。張耳，大梁（今河南開封市）人。漢朝開國元勳。陳餘性格高傲，早年交好張耳，成爲刎頸之交。大澤鄉起義之後，同投奔陳勝，後跟隨武臣占據趙地，武臣自立爲趙王後，出任大將軍，武臣被部將李良殺死，陳餘與張耳立趙歇爲趙王。李良引秦軍大將章邯攻趙。張耳、趙歇敗走鉅鹿，被秦將王離包圍，自覺兵少，不敢進兵攻秦，張耳大怒，責怪陳餘不守信義，方出兵五千去救巨鹿，然而全軍覆没。後項羽大軍至，大勝秦軍，解巨鹿之圍。張耳再次見陳餘時，怪他背信棄義。陳餘一氣之下將帥印交出，從此張、陳兩人絶交。項羽分封諸侯王時，陳餘衹被封爲侯，心有不滿，於是聯合齊王田榮擊走張耳，復立趙歇爲趙王，自立爲代王。韓信平定魏後，與張耳一同

攻趙，陳餘未接受謀士李左車的建議，輕視韓信的背水列陣法，敗後被斬殺於泜水。張王，張耳封常山王，故稱。撫翼，扶持、幫助。陳相，陳餘爲趙相，故稱。

"馳騖之俗，[1]澆薄之倫，[2]無不操權衡，執纖纊，[3]衡所以揣其輕重，纊所以屬其鼻息。若衡不能舉，纊不能飛，雖顔、冉龍翰鳳鶵，[4]曾、史蘭薰雪白，[5]舒、向金玉泉海，[6]卿、雲黼黻河漢，[7]視若游塵，[8]遇同土梗，[9]莫肯費其半菽，罕有落其一毛。[10]若衡重錙銖，[11]纊微彯撇，[12]雖共工之蒐慝，[13]驩兜之掩義，[14]南荆之跋扈，[15]東陵之巨猾，[16]皆爲匍匐委蛇，[17]折支舐痔。[18]金膏翠羽將其意，[19]脂韋便辟導其誠。[20]故輪蓋所游，[21]必非夷、惠之室，[22]包苴所入，寔行張、霍之家。[23]謀而後動，芒豪寡忒。[24]是曰量交，其流五也。

[1]馳騖之俗：趨之若鶩，指追名逐利。

[2]澆薄：薄，不厚，貧薄，指社會風氣浮薄。

[3]執：《梁書》卷一四《任昉傳》作"秉"。　纖纊：絲綿。人將死，置之於口鼻上觀其動否，以驗人有無氣息。《儀禮·既夕禮》："屬纊以俟氣絶。"

[4]顔、冉：顔淵、冉耕。二人皆孔子弟子。見《史記》卷六七《仲尼弟子列傳》。　龍翰鳳鶵：比喻才能卓絶。《三國志》卷一一《魏書·邴原傳》云：邴原、張範，"所謂龍翰鳳翼"。

[5]曾、史：曾參、史魚。曾參，孔子弟子。見《論語》。史魚，衛國大夫。見《論語·衛靈公》及《韓詩外傳》卷七。　蘭薰雪白：比喻德行芳潔。"薰"，《梁書·任昉傳》作"熏"，芳香。

［6］舒、向：董仲舒、劉向。二人皆是漢代著名學者。《漢書》卷五六、卷三六分别有傳。　金玉泉海：比喻學問文章如金玉之珍，如淵海之深。泉，汲古閣本同，殿本作“淵”。

［7］卿、雲：司馬相如、揚雄。二人並漢代著名辭賦家。相如字長卿，雄字子雲，《漢書》卷五七、卷八七分别有傳。　黼黻河漢：比喻文章如黼黻之麗、河漢之廣。河漢，《論衡·案書》：“漢作書者多，司馬子長、揚子雲，河、漢也；其餘，涇、渭也。”此蓋取其義。

［8］游塵：《文選》卷五五劉孝標《廣絶交論》李善注引嵇含《司馬誄》曰：“命危朝露，身輕遊塵。”

［9］遇同土梗：《藝文類聚》卷二一作“遇如斷梗”。土梗，土人。《莊子·田子方》“吾所學者，直土梗耳”《釋文》引司馬彪云：“土梗，土人也，遭雨則壞。”

［10］一毛：極少部分，如九牛一毛。《孟子·盡心上》：“孟子曰：‘楊子取爲我，拔一毛而利天下，不爲也。’”

［11］錙銖：舊制錙爲一兩的四分之一，銖爲一兩的二十四分之一。比喻極其微小的數量。

［12］彯撇：飄拂。

［13］共工之蒐慝：共工傳説爲堯時四凶之一。蒐慝即隱惡。《左傳》文公十八年：“少皞氏有不才子……服讒蒐慝，以誣盛德，天下之民謂之‘窮奇’。”杜預注：“謂共工也。蒐，隱；慝，惡也。”

［14］驩兜之掩義：讙兜，傳説爲堯時四凶之一。驩兜之掩義典出《左傳》文公十八年：“昔帝鴻氏有不才子，掩義隱賊，好行凶德。”杜預注：“謂讙兜也。”

［15］南荆：南楚，代指莊蹻。蹻，春秋時楚國大盜。《韓非子·喻老》：“莊蹻爲盜於境内而吏不能禁，此政之亂也。”南荆，汲古閣本同，殿本作“荆南”。

［16］東陵之巨猾：東陵爲陵名，此處代指盜蹠。《莊子·駢

拇》:“伯夷死名於首陽之下，盜蹠死利於東陵之上。”

[17]匍匐委蛇：伏地曲折爬行。匍匐，字亦作“蒲服”；委蛇，字亦作“委迤”，並聯綿詞。《史記》卷六九《蘇秦列傳》:“蘇秦笑謂其嫂曰:‘何前倨而後恭也?’嫂委虵蒲服，以面掩地而謝曰:‘見季子位高金多也。’”

[18]折枝舐痔：指卑賤的行爲。《孟子·梁惠王上》:“爲長者折枝，語人曰‘我不能’，是不爲也，非不能也。”折枝，按摩。《莊子·列禦寇》:“莊子曰:‘秦王有病召醫，破癰潰痤者得車一乘，舐痔者得車五乘。所治癒下，得車愈多。子豈治其痔邪?何得車之多也!’”清代胡紹煐《文選箋證》:“按摩爲賤者之行，記書多與舐痔並言。”

[19]金膏翠羽：金膏，金丹；翠羽，翠鳥的毛羽。貴重難得之物。 將：助。

[20]脂韋便辟：脂韋，滑柔；便辟，逢迎諂媚。柔順諂媚的樣子。

[21]輪蓋：指車輿，借指達官貴人。

[22]夷、惠：伯夷、柳下惠。二人皆古代高潔之士。伯夷，《史記》卷六一有傳。柳下惠，參見《論語·微子》《孟子·萬章下》《國語·魯語上》等。

[23]包苴所入，寔行張、霍之家：包苴是裹魚肉的草包，引申指用以行賄的財物。“張、霍”指張安世、霍光。二人並漢代權貴。《漢書》卷五九、卷六八各有傳。

[24]芒豪:《文選·廣絶交論》作“毫芒”。 寡：極少。 忒：錯誤。

“凡斯五交，義同賈鬻，故桓譚譬之於闤闠，[1]林回諭之於甘醴。[2]夫寒暑遞進，盛衰相襲，或前榮而後悴，[3]或始富而終貧，或初存而末亡，或古約而今泰。[4]循環翻覆，迅若波瀾，此則徇利之情未嘗異，[5]變化之道不得一。由是觀之，張、陳所以凶終，[6]蕭、朱所以隙末，[7]斷焉可知矣。而翟公方規規然勒門以箴客，[8]何所視之晚乎？[9]然因此五交，是生三釁：[10]敗德殄義，禽獸相若，[11]一釁也；難固易攜，[12]讎訟所聚，[13]二釁也；名陷饕餮，[14]貞介所羞，[15]三釁也。古人知三釁之爲梗，[16]懼五交之速尤，[17]故王丹威子以檟楚，[18]朱穆昌言而示絶，[19]有旨哉！有旨哉！[20]

[1]故桓譚譬之於闤闠：桓譚，字君山，沛國相（今安徽濉溪縣）人。東漢光武帝時拜議郎。著有《新論》。《後漢書》卷二八上有傳。闤闠，市場。按，中華本校勘記疑"桓譚"乃"譚拾"之誤，云："《文選》李善注：'譚集及《新論》並無以市喻交之文。《戰國策》譚拾子謂孟嘗君曰："富貴則就之，貧賤則去之，請以市喻。"疑"拾"誤爲"桓"，遂居"譚"上耳。'"

[2]林回諭之於甘醴：林回，傳説爲春秋時假國人。有"林回棄璧"的故事。《莊子·山木》："子桑雽曰：'子獨不聞假人之亡歟？林回棄千金之璧，負赤子而趨。'或曰：'爲其布歟？赤子之布寡矣；爲其累歟，赤子之累多矣。棄千金之璧，負赤子而趨，何也？'林回曰：'彼以利合，此以天屬也。夫以利合者，迫窮禍患害相棄也；以天屬者，迫窮禍患害相收也。夫相收之與相棄亦遠矣。且君子之交淡若水，小人之交甘若醴；君子淡以親，小人甘以絶。彼無故以合者，則無故以離。'"

[3]榮：興盛。　悴：衰敗。《文選》卷五五劉孝標《廣絶交論》同，《梁書》卷一四《任昉傳》作"瘁"。

[4]約：節儉。　泰：奢侈。《文選》卷一八潘安仁《笙賦》：

“有始泰終約，前榮後悴。”

［5］徇利：以身從利。

［6］張、陳所以凶終：指張耳、陳餘事。

［7］蕭、朱所以隟末：蕭、朱，指蕭育和朱博。西漢時人，兩人始爲好友，後有隙，終成仇人，後遂以此爲典。初，育與博友善，後育爲九卿而博至丞相，育與博遂有隙，不能以友善終。事詳《漢書》卷七八《蕭育傳》。《後漢書》卷二七《王丹傳》：“張陳凶其終，蕭朱隙其末。”

［8］翟公方規規然勒門以箴客：初，翟公爲廷尉，權勢很大，因而拜訪的人很多，終日門庭若市。罷官後，門外冷冷清清，可設雀羅，連以往投靠過他的朋友也不再往來。後來，翟公官復原職，這些人又想來投靠，他便在自己門上寫了幾行大字：“一死一生，乃知交情，一貧一富，乃知交態。一貴一賤，交情乃見。”以後，遐邇相傳，成語“門可羅雀”便由此而來。詳《漢書》卷五〇《鄭當時傳》。規規然，惘然自失的樣子。勒，刻。箴，告誡。

［9］視：汲古閣本同，殿本作“見”。

［10］釁：罪過。

［11］相若：相像。

［12］攜：離。

［13］讎訟：争訟。

［14］饕餮：中國古代神話傳説中的一種神秘怪物，名叫麀鴞，《山海經·北次二經》介紹其特點是：其狀如羊身人面，眼在腋下，虎齒人手。其名可比喻貪婪之徒。《左傳》文公十八年：“縉雲氏有不才子，貪於飲食，冒於貨賄……天下之民，以比三凶，謂之饕餮。”縉雲氏之子貪于飲食，冒於貨賄，被比作饕餮。

［15］貞介：正大光明的人。

［16］梗：灾禍。

［17］速尤：招致過錯。

［18］王丹威子以榎楚：王丹，東漢大臣。檟楚，二木名。古用

以鞭撻人。《禮記·學記》:“夏楚二物，收其威也。”“夏”通“檟”。王丹之子有同門生喪親，白丹欲往奔慰，結侶將行。丹怒而撻之，令寄縑以祠之。或問其故，丹曰:“交道之難未易言也。”参見《後漢書·王丹傳》。

[19]朱穆昌言而示絶：指朱公叔作《絶交論》。昌言，正言，直言。

[20]有旨哉：《文選·廣絶交論》同。《梁書·任昉傳》僅有第一個“有旨哉”。《文選》李善注有云:“重言之者，歎美之至。”

“近世有樂安任昉，海内髦傑，早綰銀黄，[1]夙昭人譽。[2]遒文麗藻，[3]方駕曹、王，[4]英跱俊邁，[5]聯衡許、郭。[6]類田文之愛客，[7]同鄭莊之好賢。[8]見一善則盱衡扼腕，[9]遇一才則揚眉抵掌。雌黄出其脣吻，[10]朱紫由其月旦。[11]於是冠蓋輻凑，衣裳雲合，輜軿擊轊，[12]坐客恒滿。蹈其閫閾，[13]若升闕里之堂，[14]入其隩隅，[15]謂登龍門之坂。[16]至於顧眄增其倍價，[17]翦拂使其長鳴，[18]影組雲臺者摩肩，[19]趨走丹墀者疊迹。[20]莫不締恩狎，結綢繆。想慧、莊之清塵，[21]庶羊、左之徽烈。[22]及瞑目東粵，[23]歸骸洛浦，[24]繐帳猶懸，[25]門罕漬酒之彦，[26]墳未宿草，[27]野絶動輪之賓。[28]藐爾諸孤，[29]朝不謀夕，流離大海之南，[30]寄命瘴癘之地。[31]自昔把臂之英，[32]金蘭之友，[33]曾無羊舌下泣之仁，[34]寧慕郈成分宅之德。[35]嗚呼！世路嶮巇，[36]一至於此！太行孟門，[37]豈云嶄絶。[38]是以耿介之士，疾其若斯，裂裳裹足，[39]棄之長鶩。獨立高山之頂，歡與麋鹿同群，皦皦然絶其雰濁，[40]誠耻之也，誠畏之也。”

[1]綰：盤繞，繫結。　銀黄：銀印黄綬。此代指官職。

[2]夙：早。　昭：《文選》卷五五劉孝標《廣絶交論》同。《梁書》卷一四《任昉傳》作“招”。

[3]遒：美。

[4]方駕曹、王：與曹植、王粲的才華並駕齊驅。曹、王，曹植、王粲。二人並以才藻著稱，《三國志》卷一九、卷二一分别有傳。

[5]英跱俊邁：英跱，《文選·廣絶交論》李善注本及六臣本同，《梁書·任昉傳》作“英特”。李善注云：“《魏志》曰：崔琰謂司馬朗：‘子之弟剛斷英跱。’裴松之案：跱或作特。竊謂‘英特’爲是。”

[6]聯衡許、郭：許、郭指許劭、郭泰。《後漢書》卷六八《許劭傳》：“劭字子將……好人倫，多所賞識……故天下言拔士者，咸稱許、郭。”

[7]田文之愛客：田文即戰國時齊之公族孟嘗君，姓田，名文。以好客名聞天下，號稱食客數千。見《史記》卷七五《孟嘗君列傳》。客，《藝文類聚》卷二一作“士”。

[8]鄭莊之好賢：鄭莊爲西漢鄭當時，字莊，爲大司農。每朝，候上問説，未嘗不言天下長者。事見《漢書》卷五〇《鄭當時傳》。

[9]盱衡：揚眉舉目。　扼腕：手握其腕，表示振奮。

[10]雌黄：指對人物的善惡評價。《文選·廣絶交論》李善注：“孫盛《晋陽秋》曰：王衍字夷甫，能言，於意有不安者，輒更易之，時號‘口中雌黄’。”

[11]朱紫：比喻正邪、是非、優劣。《文選·廣絶交論》李善

注引《東觀漢記》曰："汝南太守宗資等，任用善士，朱紫區别。"月旦：指品評人物。《後漢書》卷六八《許劭傳》："初，劭與靖俱有高名，好共覈論鄉黨人物，每月輒更其品題，故汝南俗有'月旦評'焉。"

[12]輜軿擊轊：輜軿，有衣蔽的車；轊，車軸端。車輛之間軸端互相碰撞，形容車多擁擠。

[13]閫閾：門限，門户。

[14]闕里：孔子故里。在今山東曲阜城内闕里街。因有兩石闕，故名。借指儒學。

[15]隩隅：室的西南角。借指内室。引申爲學問精絶深奥之處。

[16]登龍門之坂：龍門的典故出自東漢李膺。李膺，字元禮，獨持風裁，士有被其容接者，名爲登龍門。《後漢書》卷六七有傳。此處以李膺比任昉。本書卷四八《陸倕傳》："昉爲中丞，簪裾輻湊。預其讌者，殷芸、到溉、劉苞、劉孺、劉顯、劉孝綽及倕而已。號曰'龍門之游'。"

[17]顧眄增其倍價：《戰國策·燕策二》：蘇代説淳於髡曰："人有賣駿馬者，比三旦立市，人莫之知。往見伯樂曰：'臣有駿馬，欲賣之，比三旦立於市，人莫與言，願子還而視之，去而顧之，臣請獻一朝之賈。'伯樂乃還而視之，去而顧之，一旦而馬價十倍。"眄，《梁書·任昉傳》作"盼"。

[18]翦拂使其長鳴：翦拂謂爲馬修剪毛鬣，洗拭塵垢。用以比喻對人才的贊揚，提攜。《戰國策·楚策四》："汗明曰：'君亦聞驥乎？夫驥之齒至矣，服鹽車而上太行……中阪遷延，負轅不能上。伯樂遭之，下車攀而哭之，解紵衣以冪之。驥於是俛而噴，仰而鳴，聲達於天，若出金石聲者，何也？彼見伯樂之知己也。今僕之不肖，阨於州部……君獨無意湔拔僕也，使得爲君高鳴屈於梁乎？'"

[19]彯組：謂佩印的綬帶飄動。指在朝爲官。彯，同"飄"。

組，綬帶。　雲臺：漢宫中高臺名。此代指宫廷。　摩肩：肩相擦，形容人多擁擠。

［20］丹墀：古代宫殿的臺階。因漆成紅色，故稱。　疊迹：足迹重疊，形容來往人多。

［21］慧、莊：中華本作“惠、莊”，可從。

［22］庶羊、左之徽烈：庶，希望。羊、左即羊角哀、左伯桃。相傳二人爲死友，聞楚王賢，往尋之。道遇雨雪，計不俱全。伯桃乃並衣糧於角哀，入樹中死。有成語“羊左之交”，比喻生死之交。事詳劉向《列士傳》。徽烈，美好的業績。

［23］瞑目：指死亡。　東粤：按，“粤”《梁書·任昉傳》作“越”。當以“越”爲是，指新安郡。古屬越地，故稱。

［24］洛浦：洛水之濱，指洛陽。此處借指京師建康。

［25］繐帳：死者靈帳。

［26］漬酒之彦：指吊喪的人。《文選·廣絶交論》李善注引謝承《後漢書》曰：“徐穉字孺子，前後州郡選舉，諸公所辟，雖不就，有死喪，負笈赴吊。常於家預炙雞一隻，一兩綿漬酒，日中曝乾，以裹雞。徑到所赴塚隧外，以水漬之，使有酒氣。升米飯，白茅藉，以雞置前，醊酒畢，留謁即去，不見喪主。”

［27］宿草：隔年之草。《禮記·檀弓上》：“朋友之墓，有宿草而不哭焉。”

［28］動輪之賓：指參拜墳墓的友人。

［29］諸孤：指任昉之子。

［30］大海之南：《文選·廣絶交論》李善注：“《梁典》不言昉子遠之交、桂，今言大海之南者，蓋言流離之甚也。”清代汪師韓《文選理學權輿》：“此紀實事，豈有虚指地名之理。必是實有其事而無可考耳。”

［31］瘴癘之地：惡性瘧疾等傳染病流行的山林温熱地區。

［32］把臂之英：指可以托孤的朋友。典出東漢朱暉。字文季，南陽宛（今河南南陽市）人。《文選·廣絶交論》李善注引《東觀

漢記》:"朱暉同縣張堪，有名德，每與相見，常接以友道。暉以堪宿成名德，未敢安也。堪至把暉臂曰:'欲以妻子托朱生。'堪後物故。南陽餓，暉聞堪妻子貧窮，乃自往候視，見其困厄，分所有以賑給之，歲送穀五十斛，帛五匹，以爲常。"

［33］金蘭之友：指知心朋友。《易·繫辭上》:"二人同心，其利斷金；同心之言，其臭如蘭。"按，此所謂"把臂之英""金蘭之友"皆指到溉、到洽兄弟。

［34］羊舌下泣之仁：羊舌，指羊舌肸，即叔向。春秋時，晋羊舌肸見司馬侯之子，撫而泣之，曰:"自此其父之死也，吾蔑與比事君也。"事見《國語·晋語八》。

［35］郈成分宅之德：春秋時，郈成子爲魯聘晋，過於衛，右宰穀臣止而觴之，陳樂而不作。酒酣而送之以璧，成子不辭。行三十里，聞衛亂作，穀臣死之。成子還車而臨哭，使人迎其妻子，隔宅而居之，分禄而食之。其子長而返其璧。事見《孔叢子·陳士義》。

［36］巇：殿本同，汲古閣本作"巇"。

［37］太行孟門：二山名。以險峻著稱。《吕氏春秋·上德》:"孔子聞之曰:'通乎德之情，則孟門、太行不爲險矣。'"

［38］豈：《文選·廣絶交論》同。《梁書·任昉傳》作"寧"。

［39］裂裳裹足：鞋壞，則裂裳以裹足而行。意思是指奔走急切。相傳公輸般爲楚設置雲梯，欲以攻宋。墨子聞之，"自魯往，裂裳裹足，日夜不休"，十日十夜而至郢説楚王。事見《吕氏春秋·愛類》:"公輸般爲高雲梯，欲以攻宋。墨子聞之，自魯往，裂裳裹足，日夜不休，十日十夜而至於郢。"《戰國策·宋衛策》亦有記載。後用爲奔走急切之典。

［40］曒曒：光明貌。

到溉見其論，抵几於地，[1]終身恨之。[2]

[1]几：汲古閣本同，殿本作“之”。

[2]終身恨之：《文選》卷五五劉孝標《廣絶交論》李善注引劉璠《梁典》有云：“到溉見其論，抵几於地，終身恨之。”

昉撰《雜傳》二百四十七卷，[1]《地記》二百五十二卷，[2]文章三十三卷。[3]東里位尚書外兵郎。[4]

[1]《雜傳》二百四十七卷：《梁書》卷一四《任昉傳》同。《隋書·經籍志二》著録：“《雜傳》三十六卷，任昉撰。”小注云：“本一百四十七卷，亡。”《雜傳》至唐時僅存三十六卷，然原本“二百四十七卷”“一百四十七卷”，未知孰是。

[2]《地記》二百五十二卷：按，《梁書·任昉傳》同。《隋書·經籍志二》著録：“《地記》二百五十二卷。”同此。小注云：“梁任昉增陸澄之書八十四家，以爲此記。”南齊陸澄之所撰《地理書》一百四十九卷，亦著録於《隋書·經籍志》。任昉蓋就此書而增。

[3]文章三十三卷：按，《隋書·經籍志四》著録：“梁太常卿《任昉集》三十四卷。”

[4]東里位尚書外兵郎：按，《梁書·任昉傳》載：“昉第四子東里，頗有父風，官至尚書外兵郎。”尚書外兵郎，官名。尚書省諸曹郎之一，屬五兵尚書。掌京畿以外軍政。梁五班。

王僧孺字僧孺，[1]東海郯人也。[2]魏衛將軍肅八世孫也。[3]曾祖雅，[4]晋左光禄大夫、儀同三司。[5]祖準之，[6]宋司徒左長史。[7]父延年，員外常侍，未拜卒。[8]

[1]王僧孺：《梁書》卷三三有傳。

[2]東海：郡名。治郯縣，在今山東郯城縣。　郯：縣名。治所在今山東郯城縣。

[3]魏衛將軍肅：王肅。字子雍，東海郯（今山東郯城縣）人。三國魏國大臣、經學家，司徒王朗的兒子、晋文帝司馬昭岳父。《三國志》卷一三有傳。衛將軍，官名。爲重號將軍，用以加授大臣、重要地方長官，地位頗重。曹魏二品。

[4]雅：王雅。字茂達，東海郯（今山東郯城縣）人。三國魏司徒王朗玄孫，衛將軍王肅曾孫，後將軍王隆之孫，大鴻臚王景之子。《晋書》卷八三有傳。

[5]左光禄大夫：官名。屬光禄勳。養老疾，無職事，多用於褒贈。晋二品，開府位從公者爲一品。　儀同三司：官名。非三公而儀制待遇同於三公之稱。

[6]準之：《晋書·王雅傳》同。《梁書·王僧孺傳》作"准"。魏晋南北朝多"之"字名，末尾"之"字可省。

[7]宋司徒左長史：中華本校勘記云："張森楷《梁書校勘記》：'《宋書·范泰傳》言王準之爲司徒左長史在晋隆安時，則非宋也。《符瑞志》有義興太守王準之，則非宋司徒左長史也。'今按《晋書·王雅傳》：'雅長子準之散騎侍郎。'疑'宋'爲'晋'之訛。"司徒左長史，官名。司徒府屬官，佐司徒掌官吏事宜。宋六品。

[8]父延年，員外常侍，未拜卒：按，《梁書·王僧孺傳》不載此句。

僧孺幼聰慧，年五歲便機警，初讀《孝經》，問授者曰："此書何所述？"曰："論忠孝二事。"僧孺曰："若爾，願常讀之。"又有餽其父冬李，[1]先以一與之，僧孺不受，曰："大人未見，不容先嘗。"七歲能讀十萬言，及長篤愛墳籍。[2]家貧，常傭書以養母，[3]寫畢諷誦亦了。[4]

[1]又有餽其父冬李：按，中華本校勘記云："'冬李'《太平御覽》五一八引作'奈'。按奈一名頻婆，今稱蘋果，秋結實，冬日猶可得之。若李則不能保存至冬，且亦不聞有冬李之名。疑當作'奈'。"

[2]墳籍：古代典籍。《後漢書》卷六八《郭太傳》："（郭太）就成皋屈伯彦學，三年業畢，博通墳籍。"

[3]傭書：受雇替人抄書。《三國志》卷五三《吴書·闞澤傳》："家世農夫，至澤好學，居貧無資，常爲人傭書，以供紙筆，所寫既畢，誦讀亦遍。"

[4]諷誦：背誦。

仕齊爲太學博士，[1]尚書僕射王晏深相賞好。[2]晏爲丹楊尹，[3]召補功曹，[4]使撰《東宫新記》。司徒竟陵王子良開西邸，招文學，僧孺與太學生虞羲、丘國賓、蕭文琰、丘令揩、江洪、劉孝孫並以善辭藻游焉。[5]而僧孺與高平徐夤俱爲學林。文慧太子欲以爲宫僚，[6]乃召入直崇明殿。[7]會薨，出爲晋安郡丞，[8]仍除候官令。[9]建武初舉士，[10]爲始安王遥光所薦，[11]除儀曹郎，[12]遷書侍御史，[13]出爲錢唐令。[14]初僧孺與樂安任昉遇於竟陵王西邸，以文學會友，[15]及將之縣，[16]昉贈詩曰："唯子見知，唯余知子，觀行視言，要終猶始。敬之重之，如蘭如芷，[17]形應影隨，[18]曩行今止。[19]百行之首，[20]立人斯著，子之有之，誰毁誰譽。脩名既立，[21]老至何遽，誰其執鞭，[22]吾爲子御。劉《略》班《藝》，[23]虞

《志》荀《録》，[24]伊昔有懷，交相欣勗。下帷無倦，[25]升高有屬，[26]嘉爾晨登，[27]惜余夜燭。"[28]其爲士友推重如此。

[1]太學博士：官名。屬太常。國子學教官，参議禮制。

[2]尚書僕射：官名。佐尚書令知省事，並與尚書分領諸曹。不常置。若尚書左右僕射並缺，則置以總左右事。　王晏：字士彦，號休默，琅邪臨沂（今山東臨沂市）人。通直常侍王弘之之孫，秘書監王普曜之子。南朝齊大臣、文學家、書法家。本書卷二四有附傳，《南齊書》卷四二有傳。按，據《南齊書·王晏傳》，晏爲尚書僕射在爲丹陽尹後約四年。此"尚書僕射王晏"云云，蓋史家"以後稱前"例（参見楊樹達《古書疑義舉例續補》卷一《以後稱前例》）。

[3]丹楊尹：京師所在丹陽郡行政長官，掌民政。宋三品。齊官品不詳。

[4]功曹：官名。郡府屬官，掌官吏賞罰任免。齊官品不詳。

[5]虞義：汲古閣本、殿本、百衲本作"虞羲"。

[6]文慧太子：即"文惠太子"。齊武帝長子蕭長懋。高帝建元四年（482）立爲皇太子，未及即位而卒，謚號文惠。本書卷四四、《南齊書》卷二一有傳。

[7]崇明殿：京師建康宫城東宫殿省名。

[8]晉安：郡名。治候官縣，在今福建福州市。　郡丞：郡守的副佐。宋八品。齊官品不詳。

[9]候官：縣名。治所在今福建福州市。

[10]建武：南朝齊明帝蕭鸞年號（494—498）。

[11]始安王遥光：始安王蕭遥光。字元暉，南蘭陵（今江蘇常州市武進區）人。南齊宗室大臣，追封齊宣帝蕭承之曾孫，始安靖王蕭鳳的兒子，齊明帝蕭鸞的侄子。本書卷四一、《南齊書》卷

四五有傳。

［12］儀曹郎：《梁書》卷三三《王僧孺傳》作“尚書儀曹郎”。官名。尚書省諸曹郎之一，屬祠部尚書。掌禮儀制度。

［13］書侍御史：按，《梁書·王僧孺傳》作“治書侍御史”。官名。御史臺官員，掌舉劾第六品以上官員。宋六品。齊官品不詳。

［14］錢唐：縣名。治所在今浙江杭州市。

［15］以文學會友：典出《論語·顔淵》：“曾子曰：‘君子以文會友，以友輔仁。’”

［16］之：去，往，到任。

［17］如蘭如芷：比喻德行高尚。典出《大戴禮記》：“與君子遊，苾乎如入蘭芷之室，久而不聞，則與之化矣。”

［18］形應影隨：同如影隨形。指的是好像影子老是跟着身體。比喻兩個事物關係密切或兩個人關係密切不能分離。出自《管子·任法》：“然故下之事上也，如響之應聲也；臣之事主也，如影之從形也。”漢代劉向《説苑·君道》：“故天之應人，如影之隨形，響之效聲者也。”

［19］曩行今止：《莊子·齊物論》：“罔兩問景曰：‘曩子行，今子止；曩子坐，今子起；何其無特操與？’景曰：‘吾有待而然者邪？吾所待又有待而然者邪？吾待蛇蚹蜩翼邪？惡識其所以然！惡識其所不然！’”

［20］百行之首：孝敬仁義。典出《三國志》卷二七《魏書·王昶傳》昶戒子書曰：“夫孝敬仁義，百行之首，行之而立，身之本也。”

［21］脩名：美名。《楚辭·離騷》：“老冉冉其將至兮，恐脩名之不立。”

［22］執鞭：持鞭駕車。《史記》卷六二《管晏列傳》：“假令晏子而在，餘雖爲之執鞭，所忻慕焉。”後世用以表示對人的敬仰之意。

[23]劉《略》班《藝》：指漢代劉歆《七略》和班固《漢書·藝文志》。

[24]虞《志》荀《録》：指晋代虞預《晋書·藝文志》和荀勗《文章叙録》。一説虞《志》指摯虞《文章流别志》。

[25]下帷：教授學生。《史記》卷一二一《儒林列傳》："下帷講誦。"

[26]升高：指賦詩作文。《韓詩外傳》："孔子曰：君子登高必賦。"《漢書·藝文志》："《傳》曰：不歌而誦謂之賦。登高能賦可以爲大夫。"

[27]晨登：比喻年輕。登，汲古閣本同，殿本作"澄"，《梁書·王僧孺傳》作"燈"。

[28]夜燭：比喻年老。《太平御覽》卷八七〇引桓譚《新論》曰："余與劉伯師夜坐，燈中脂炷燋秃將滅。余謂伯師曰：'人衰老亦如彼秃炷矣。'"

梁天監初，除臨川王後軍記室，[1]待詔文德省。[2]出爲南海太守。[3]南海俗殺牛，曾無限忌，僧孺至便禁斷。又外國舶物、高凉生口歲數至，[4]皆外國賈人以通貨易。舊時州郡就市，回而即賣，其利數倍，歷政以爲常。僧孺歎曰："昔人爲蜀郡長史，[5]終身無蜀物，吾欲遺子孫者，不在越裝。"[6]並無所取。視事二歲，聲績有聞。詔徵將還，郡中道俗六百人詣闕請留，不許。至，拜中書侍郎，[7]領著作，[8]復直文德省。撰起居注、中表簿，[9]遷尚書左丞，俄兼御史中丞。僧孺幼貧，其母鬻紗布以自業，嘗攜僧孺至市，道遇中丞鹵簿，[10]驅迫墜溝中。及是拜日，引騶清道，[11]悲感不自勝。頃之即真。[12]

［1］臨川王：梁武帝弟蕭宏封爵號。蕭宏。字宣達，南蘭陵蘭陵（今江蘇常州市武進區）人。南朝梁宗室大臣，梁文帝蕭順之第六子，梁武帝蕭衍之弟。本書卷五一、《梁書》卷二二有傳。臨川，郡名。治南城縣，在今江西南城縣東南。　後軍：官名。後軍將軍之省稱。左、右、前、後四軍將軍之一，掌宮廷宿衛。爲禁衛軍重要將領之一。宋四品。梁初不詳。按，《梁書·臨川王宏傳》作“後將軍”，與此異。　記室：官名。王公軍府屬官，掌文記。宋七品。梁初六品。

［2］文德省：又稱文德殿，京師建康宮城内殿省名。

［3］南海：郡名。治番禺縣，在今廣東廣州市。

［4］高涼：郡名。治高涼縣，在今廣東陽江市西。

［5］昔人爲蜀郡長史：中華本改“蜀郡”爲“蜀部”，其校勘記云：“‘蜀部’各本作‘蜀郡’。按，郡無長史之官。魏景元後，益州鎮成都，故益州以蜀部爲稱，據《梁書》改。”按，應作“蜀部”。蜀部，指益州，治所在今四川成都市。長史，官名。掌本府官吏。官品隨府主地位高下而不定。

［6］越：即百越，是指古代中國南方沿海一帶古越族人分布的地區。據《漢書·地理志》記載，百越的分布“自交趾至會稽七八千里，百越雜處，各有種姓”。也就是從今江蘇南部沿着東南沿海的上海、浙江、福建、廣東、海南、廣西及越南北部這一長達七八千里的半月圈内，是古越族人最集中的分布地區；局部零散分布還包括湖南、江西及安徽等地。

［7］中書侍郎：按，《梁書》卷三三《王僧孺傳》作“中書郎”。官名。中書省官員。本掌草擬詔誥，南朝宋以後草擬詔誥之權歸中書舍人，侍郎職少官清，成爲諸王起家官。梁武帝天監七年（508）革選，定流内官職爲十八班，以班多者爲貴，中書郎爲九班。

［8］領：官制術語。已有實授主職，又兼任較低職務而不居其位。　著作：官名。著作郎的自稱。秘書省屬官，掌國史，集注起

居。爲清簡之職，多甲族貴游起家之選。員一人。梁六班。

[9]起居注：皇帝的言行録。《隋書·經籍志二》："起居注者，録紀人君言行動止之事。"兩漢時由宫内修撰，魏晋以後設官專修。

[10]鹵簿：古代皇帝或高級官吏出行時的儀仗和警衛。

[11]騶：開道引馬的騎卒。御史中丞出行，車駕前有騶人清道。

[12]即真：由假職而真授。

時武帝制《春景明志詩》五百字，敕沈約以下辭人同作，帝以僧孺爲工。歷少府卿，[1]尚書吏部郎，[2]參大選，請謁不行。出爲仁威南康王長史、蘭陵太守，[3]行府、州、國事。[4]初，帝問僧孺妾媵之數，[5]對曰："臣室無傾視。"及在南徐州，[6]友人以妾寓之，行還，妾遂懷孕。爲王典籤湯道愍所糾，[7]逮詣南司，[8]坐免官，久之不調。友人廬江何炯猶爲王府記室，[9]僧孺乃與炯書以見其意。[10]後爲安成王參軍事，[11]鎮右中記室參軍。[12]

[1]少府卿：官名。梁十二卿之一，掌宫中服御之物。十一班。

[2]尚書吏部郎：官名。尚書省吏部曹長官，屬吏部尚書。掌官吏之銓選、調動事宜。梁十一班。

[3]仁威：官名。仁威將軍的省稱。梁置，與智威、勇威、信威、嚴威將軍代舊征虜將軍。梁武帝天監七年（508）革選，釐定將軍名號及班品，有一百二十五號十品二十四班，以班多者爲貴，仁威將軍爲十六班。　南康王：梁武帝子蕭績。字世謹，南朝梁宗室、大臣。梁武帝蕭衍第四子，簡文帝蕭綱、元帝蕭繹異母兄弟。母淑儀董氏。本書卷五三、《梁書》卷二九有傳。南康，郡名。治贛縣，在今江西贛州市東北。　長史：官名。王公軍府屬官，掌本

府官吏。梁十班至六班。　蘭陵：郡名。此指南蘭陵。治蘭陵縣，在今江蘇常州市武進區西北。

［4］行府、州、國事：朝廷派出，代行府、州、國政事。六朝時，諸王往往年少即出鎮一州，因而朝廷命長史代行政事。

［5］妾媵：古代諸侯貴族女子出嫁，以姪娣從嫁，稱媵。後因以“妾媵”泛指侍妾。《列子·楊朱》：“（端木叔）行年六十，氣幹將衰，棄其家事，都散其庫藏、珍寶、車服、妾媵。”

［6］南徐州：州名。僑寄於京口城，在今江蘇鎮江市。

［7］典籤：官名。或稱典籤帥、籤帥、主帥。南朝宋、齊置。王府、軍府、州郡屬官，後爲南朝地方長官之下典掌機要的官。朝廷爲監視出任方鎮的諸王而設，多以天子近侍充任。因其權勢特大，故有籤帥之稱。

［8］南司：指御史中丞。因御史臺在尚書省之南，故稱南臺，其長官稱南司。另，清人朱銘盤《南朝梁會要·職官·官稱》云：“謂南津校尉。”

［9］廬江：郡名。治舒縣，在今安徽舒城縣。　何炯：南朝梁大臣。廬江郡人。本書卷三〇有附傳，《梁書》卷四七有傳。　記室：官名。王公軍府屬官，掌文書。梁六班至二班。

［10］僧孺乃與炯書以見其意：《梁書》卷三三《王僧孺傳》有書詳情，可參看。

［11］安成王：蕭秀。字彦達，南蘭陵（今江蘇常州市武進區）人，梁武帝弟。本書卷五二、《梁書》卷二二有傳。安成，郡名。治平都縣，在今江西安福縣東南。　參軍：官名。王公軍府屬官，參掌府曹事。梁四班至流外七班中之六班。

［12］鎮右：官名。鎮右將軍之省稱。梁置，八鎮將軍之一，與鎮前、鎮後、鎮左將軍祇授予在京師任職者。爲一百二十五號將軍之一，二十三班。　中記室：官名。中記室參軍之省稱。王公軍府屬官，梁七班至三班。

僧孺工屬文，善楷隸，多識古事。侍郎金元起欲注《素問》，訪以砭石。[1]僧孺答曰："古人當以石爲針，必不用鐵。《説文》有此砭字，許慎云：'以石刺病也。'《東山經》：'高氏之山多針石。'郭璞云：'可以爲砭針。'《春秋》：'美疢不如惡石。'服子慎注云：'石，砭石也。'季世無復佳石，故以鐵代之爾。"

[1]侍郎金元起欲注《素問》，訪以砭石：中華本校勘記據《册府元龜》卷七八〇改"金"爲"全"。按《隋書·經籍志三》："《黄帝素問》八卷，全元越注。"元起、元越，當是一人，然"起""越"未詳孰是。

轉北中郎諮議參軍，[1]入直西省，[2]知撰譜事。[3]先是，尚書令沈約以爲"晋咸和初，[4]蘇峻作亂，[5]文籍無遺。後起咸和二年以至于宋，所書並皆詳實，並在下省左户曹前廂，謂之晋籍，有東西二庫。此籍既並精詳，寔可寶惜，位宦高卑，皆可依案。宋元嘉二十七年，[6]始以七條徵發，既立此科，人姦互起，僞狀巧籍，歲月滋廣。以至于齊，患其不實，於是東堂校籍，置郎令史以掌之。競行姦貨，以新换故，昨日卑細，今日便成士流。凡此姦巧，並出愚下，不辨年號，不識官階。或注隆安在元興之後，[7]或以義熙在寧康之前。[8]此時無此府，此時無此國。元興唯有三年，而猥稱四、五，詔書甲子，不與長歷相應。校籍諸郎亦所不覺，不才令史固自忘言。臣謂宋、齊二代，士庶不分，雜役減闕，職由於此。竊以晋籍所餘，宜加寶愛"。武帝以是留意譜籍，州郡多離其罪，因詔僧孺改定《百家譜》。始晋太元中，員外散騎侍郎平陽賈弼篤好簿狀，乃廣集衆家，大搜群族，所撰十八州一百一十六郡，合七百一十二卷。凡諸大品，略無遺闕，藏在秘閣，副在左户。及弼子太宰参軍匪之、匪之子長水校尉深世傳其業。太保王弘、領軍將軍劉湛並好其書。弘日對千客，不犯一人之諱。湛爲選曹，始撰百家以助銓序，而傷於寡略。齊衛將軍王儉復加去取，得繁省之衷。僧孺之撰，通范陽張等九族以代鴈門解等九姓。其東南諸族别爲一部，不在百家之數焉。普通二年卒。[9]

［1］北中郎：官名。北中郎將之省稱。東、西、南、北四中郎將之一。統兵出征，或鎮守某一地區爲方面大員。南朝多以宗室諸王擔任，地位頗高。　諮議參軍：官名。王公府屬官，掌諷議。梁九班至六班。

［2］西省：即秘書省。掌管國史修撰及圖籍收藏，因在皇帝内殿西側，故名。

［3］知撰譜事：《通典》卷三《食貨典三》指出："（梁武）帝以是留意譜籍，詔御史中丞王僧孺改定百家譜，由是有令史、書史之職，譜局因此而置。"

［4］咸和：東晋成帝司馬衍年號（326—334）。

［5］蘇峻：字子高，長廣掖（今山東萊州市）人。東晋將領、叛臣。安樂相蘇模之子。少有才學，初任長廣主簿。成年後舉孝廉入仕。永嘉之亂後，結壘於掖縣，成爲流民統帥，率衆聚集廣陵。晋元帝以爲鷹揚將軍，授淮陵内史，領蘭陵相。從平王敦之亂，拜爲冠軍將軍、曆陽内史、散騎常侍，封邵陵郡公。晋明帝死後，外戚庾亮執政，將蘇峻兵權解除，征爲大司農。蘇峻心中不安，遂生

反叛之心。晋成帝咸和三年（328），以討伐庾亮爲名，聯合祖約起兵反叛，攻入建康，專擅朝政。同年，温嶠、陶侃起兵討伐，蘇峻戰敗被殺。《晋書》卷一〇〇有傳。

[6]元嘉：南朝宋文帝劉義隆年號（424—453）。

[7]隆安：東晋安帝司馬德宗年號（397—401）。　元興：東晋安帝司馬德宗年號（402—404）。

[8]義熙：東晋安帝司馬德宗年號（405—418）。　寧康：東晋孝武帝司馬曜年號（373—375）。

[9]普通：南朝梁武帝蕭衍年號（520—527）。

僧孺好墳籍，聚書至萬餘卷，率多異本，與沈約、任昉家書埒。[1]少篤志精力，於書無所不睹，其文麗逸，多用新事，人所未見者，時重其富博。集《十八州譜》七百一十卷；[2]《百家譜集抄》十五卷；《東南譜集抄》十卷；文集三十卷，[3]兩臺彈事不入集，别爲五卷；及《東宫新記》並行於世。

[1]埒：相等。

[2]《十八州譜》七百一十卷：《隋書·經籍志二》著録"《姓氏英賢譜》一百卷"下小注云："《梁武帝總集境内十八州譜》六百九十卷，亡。"

[3]文集三十卷：《隋書·經籍志四》著録"梁中軍府諮議王僧孺集三十卷"。

虞羲字士光，會稽餘姚人，[1]盛有才藻，卒於晋安王侍郎。丘國賓，吴興人，以才志不遇，著書以譏楊雄。[2]蕭文琰，蘭陵人。丘令楷，吴興人。江洪，濟陽人。竟陵王子良嘗夜集學士，刻燭爲詩，四韻者則刻一寸，以此爲率。文琰曰："頓燒一寸燭，而成四韻詩，何難之有。"乃與令揩、江洪等共打銅鉢立韻，響滅則詩成，皆可觀覽。劉孝孫，彭城人，[3]博學通敏，而仕多不遂，常歎曰："古人或開一說而致卿相，立談間而降白璧，書籍妄耳。"徐賁，高平人，[4]有學行。父榮祖位秘書監，嘗有罪繫獄，旦日原之，[5]而髮皓白。齊武問其故，曰："臣思愆於內，[6]而髮變於外。"當時稱之。

[1]會稽：郡名。治山陰縣，在今浙江紹興市。　餘姚：縣名。治所在今浙江餘姚市。

[2]楊雄：即揚雄。字子雲，蜀郡成都（今四川成都市）人。漢朝時期辭賦家、思想家。廬江太守揚季五世孫，名士嚴君平弟子。少年好學，博覽群書，長於辭賦。遊歷長安，擔任大司馬王音門下史。漢成帝時，得到同鄉楊莊推薦，入奏《甘泉》《河東》等賦。授給事黄門侍郎，修書於天祿閣，結交王莽。新莽天鳳五年(18)，死去，時年七十一歲。著有《法言》《太玄》等。《漢書》卷八七有傳。

[3]彭城：郡名。治彭城縣，在今江蘇徐州市。

[4]高平：郡名。治昌邑縣，在今山東巨野縣南。

[5]旦日：第二天。

[6]愆：罪過，過失。

論曰：二漢求士，率先經術，近代取人，多由文史。[1]觀江、任之所以效用，蓋亦會其時焉。而淹實先覺，加之以沈静；昉乃舊恩，持之以內行。[2]其所以名位自畢，各其宜乎。僧孺碩學，[3]而中年遭躓，[4]非爲不遇，斯乃窮通之數也。[5]

[1]二漢求士，率先經術，近代取人，多由文史：按，《梁書》卷一四《任昉傳》："陳吏部尚書姚察曰：觀夫二漢求賢，率先經術；近世取人，多由文史。"二漢，西漢和東漢。

[2]持：殿本同，汲古閣本作"特"。

[3]碩學：知識淵博之人。

[4]遭躓：遭受挫折。

[5]窮通：困厄與顯達。